新人看護師のリフレクションを支援する指導に関する研究

神　原　裕　子　著

風　間　書　房

目　次

序　　章

1．新人看護師教育の現状と問題の所在

わが国の医療職者の養成をめざす高等教育の中で，養成数の多さでは看護師が群を抜いている。看護師の国家試験合格者は全国で毎年約５万人を超え，多くが病院，診療所などの医療機関に期待と不安を抱えて就職する[1)]。医療機関に就職して１年未満の看護師を「新人看護師」と呼び，新人看護師としての１年間は，「看護ができるようになる」ための基礎を身につける重要な時期となる。ただし，国家資格のもとで社会的な責任を担う立場になっても，看護師としての実践はきわめて未熟な段階にある[2)]のが新人看護師である。にもかかわらず，看護の実務が優先する職業内教育という特性から，十分な指導体制を整えることができなかった点は否めない[3)]。そして，近年は，新人看護師の看護実践能力にまつわる問題への関心が急速に高まり，指導体制の整備が喫緊の課題として浮上したこともあって，法改正を伴う１年間の研修体制と研修内容が整えられたところである。

このような枠組みづくりが先行する流れの中で新人看護師教育を再考するとき，従来から関心の高かった新人看護師の看護実践能力をいかに育むかという課題への対応に，ずれが生じているのではないか，という疑念が生じた。すなわち，「研修ガイドライン」に明記された，新人看護師が修得をめざす100項目余りの「臨床実践能力」の到達目標が，新人看護師の看護実践能力を表すという考えへの違和感である。新人看護師が一人で「看護ができるようになる」ことは，どのような能力を身につけることなのか，看護実践能力とはどのような能力を意味するのか，育むべき看護実践能力の議論に立

ち返って新人看護師教育の再検討を試みる必要性を実感する。

本論文は，このような立場から，看護専門職としての看護実践能力を問いつつ，新人看護師が将来にわたって「看護ができる人」になるための指導を明らかにすることが大きなテーマである。

1.1. 新人看護師教育の現状

新人看護師教育が驚きをもって注目を浴びるようになったきっかけは，「リアリティショック」[4]，「早期離職」[5]といった，職業を継続することさえ困難にする問題が頻発するようになったことであった。この問題は，看護師養成教育の問題として取り上げられると同時に，医療現場が求める看護の実践能力は卒業時のそれと大きく乖離していることも明らかにした。福井(2009) は，新人看護師教育の課題について次のように述べる。

> 「医療技術の進歩，患者の高齢化，重症化に伴い，看護師の役割はますます複雑多様化してきている。さらに，看護基礎教育（＝看護師養成のこと：筆者記す）の変容なども関連し，新人看護師の能力はすでに報告されているように医療環境の変化に対応するニーズに応えられなくなってきている。各施設では，新卒看護師の教育に多くの時間を費やし，努力している一方で，経験の比較的短いプリセプター（＝新人看護師と業務を共にしながら指導する役割の看護師：筆者記す）に新卒看護師教育への責任や実際の業務が任され，教える側も教わる側も余裕のない状況で新卒看護師教育が行われているのが現状である。また，実際に新卒看護師あるいは経験の少ないスタッフによるインシデントやアクシデントが起きていることからも，安全が確保され，かつスタッフの負担の軽減ができるような，教育システムをつくることが急務であろう」[6]

福井 (2009) が指摘する「看護基礎教育の変容」は，臨地実習において無資格である学生の看護援助が制限され[7]，看護の実践経験を通じて学ぶ機会が，極端に減少していることを指している。患者の安全確保と学生の学ぶ権利への配慮は，いうまでもなく最優先されるべき重要事項であるが，学生の学び方への影響も大きい。つまり，新人看護師が医療現場で感じる不安やリアリティショックは，このような看護師養成教育の実践経験の減少が少なからず影響していると捉えた方が自然である[8]。さらに，福井（2009）の同報告には，新人看護師の基本的看護技術の修得状況が「就職時に『一人で実践できる』と回答した割合が8割を超えた看護技術項目は，調査項目99項目中，入職時は3項目のみ」[9]だったという衝撃的な数字も示され，極めて未熟な能力のまま就職する現状にも言及していた。

ところで，新人看護師のこれらの課題については，2003（平成15）年の「新たな看護のあり方に関する検討会」においてすでに検討が始まり，その後の検討[10]を経て，2010（平成22）年の法整備に至った[11]。2011（平成23）年4月には「新人看護職員研修」が本格的にスタートし，「新人看護職員研修ガイドライン」が引き続き公表され，指導体制および指導内容の方針が定められた。ガイドラインには，「臨床実践能力の構造」を構成する100余りの項目が新人看護師の到達目標とともに示され[12]，上述した福井（2009）の報告と同様の項目ごとの能力を評価する構成になっている。これらを達成することが新人看護師の当面の目標となり，項目ごとの評価が新人看護師の実践能力を決める基準となり得るだろう。

ガイドラインには，やや控えめにではあるが「患者への看護を通して臨床実践の場で統合されるべきものである」[13]と「統合」が明記され，単なる到達度チェックで終わるものではないことも示されているが，「統合」のイメージは曖昧で，共通認識に至るレベルで周知されているとは言い難い。実態調査報告書[14]を見る限り，むしろ項目ごとの能力を修得することに関心が向けられ，「統合」は個人内の課題と見なされている。

中村（1992）は，「実践とは，各人が身を以てする決断と選択をとおして，隠された現実の諸相を引き出すことなのである」[15]と述べたが，実践には主体の決断と選択が伴うものであることは，日常の看護実践場面を想起しても十分了解できる。ここから「統合」は，恐らく看護の主体としての判断や選択の機会を増やすことで，看護実践能力を高めることになる，と推測する。「専門職としての看護実践能力」を育くもうとするならば，実践を通じた「統合」を指導上の重要なポイントと捉え，指導に関わるものの責任において検討しておくべき課題と考える。

以上みてきたように，新人看護師教育は「新人看護職員研修」の法整備の根拠からみて，わが国の未来の医療を支える人材を確保する，という大きな枠組みの中で捉える問題として認識されている。早期離職を防ぐ議論ももちろん重要であるが，「新人看護職員研修」の教育体制のなかで，「新人看護師の看護実践能力をいかに育むか」という教育内容に関わる議論もまた重要である。看護師としての実践経験を重ねる新人看護師が，本格的な看護実践経験を通じて学ぶとき，「どのような学習が望ましいのか」，あるいは，「修得する看護実践能力とはどのようなものか」について，今日の新人看護師の状況を十分踏まえたうえで検討する必要がある。「新人看護職員研修」が進められている現時点で考えれば，新人看護師の実践に直接かかわる指導者および教育担当者は，「専門職としての看護実践能力」の育成に通じる教育内容を検討する中心的役割を担うことになろう。

1.2. 看護教育の中の「専門職」の捉え方

小山（2003）は，「看護教育は，看護専門職の育成を目的とする生涯教育」[16]と定義している。新人看護師への教育は，継続教育であり，当然ながら生涯教育の一部である。また，保健師，助産師へと新たな役割を得ていくための条件が看護師資格取得であることから，あらゆる意味で看護職としてのスタート地点であり，生涯にわたる学習の基盤という意味で重要な時期と考えられている（図序－1参照）。

ところで，看護師養成（看護基礎教育）は，わが国において特殊な経過を辿り，複雑な制度をもつ。養成機関は，「保健師助産師看護師学校養成所指定規則」の定めるところの条件を満たした，大学（４年），短期大学（３

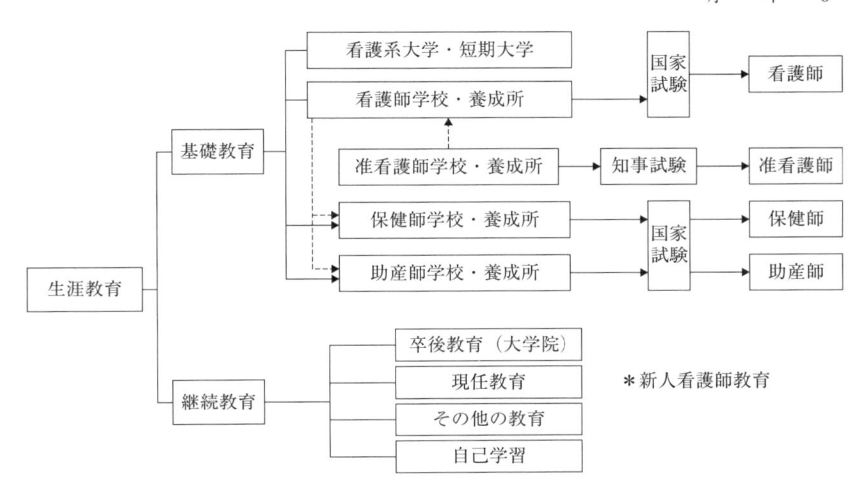

図序-1　生涯教育としての看護基礎教育と継続教育の位置づけ[17]一部改変

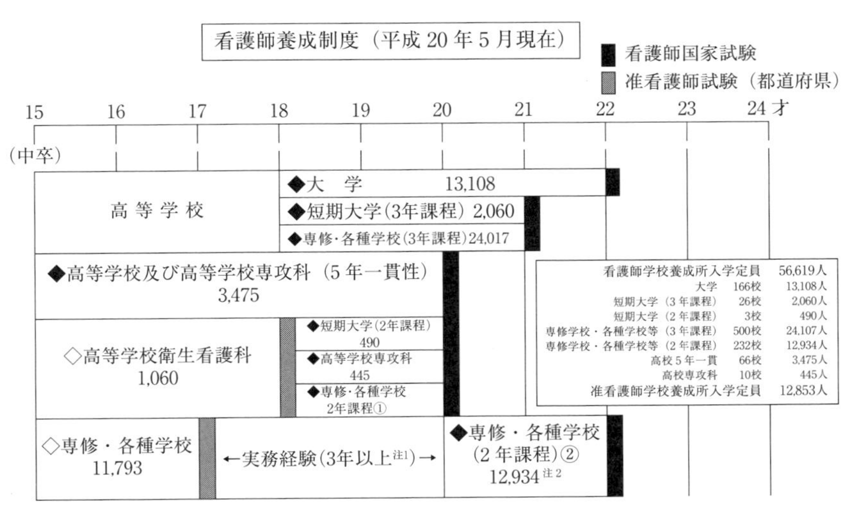

◆看護師国家試験受験資格を得るための指定学校養成所
◇准看護師試験（都道府県）受験資格を得るための指定学校養成所
※それぞれの養成ルート内の数字は，平成20年度の入学定員数を表す。
注1）２年課程の通信教育は実務経験10年以上。
注2）専修・各種学校（２年課程）の入学定員12,934人は，①及び②の合計である。

図序-2　看護師養成制度[18]（文部科学省資料より引用，一部改変）

年)，専修・各種学校の３年課程や昼間定時制（４年）における養成が最も多く，４万人に迫る定員をもつ。他に，中学校卒業後の５年間の一貫教育（高等学校・高等学校専攻科)，高等学校衛生看護科（３年，定時制４年）で教育を受けて准看護師試験（知事試験）を受けて准看護師資格を得た後に，短期大学，高等学校専攻科，専修・各種学校で２年あるいは３年（定時制）の養成を行う場合などがあり，これらの定員は合わせて１万２千人余りである。また，中学卒業後の専修・各種学校での准看護師養成は，１万２千人程の定員であり，准看護師としての実務経験が３年以上あれば，２年課程の専修・各種学校を受験することができる。さらに10年以上の実務経験では通信教育の２年課程養成もある（図序－２参照)。

これほど多様な教育課程をもつ専門職の養成教育は他に例をみないばかりか，教育の質を疑問視する声があり，過去には，看護の専門性を学問として体系化し，大学教育を拡大することを悲願としていた時期があった[19]。また，日本看護協会は教育制度改革の要望を強く主張してきた[20]が，准看護師養成は今日も継続している。幸い，「看護学」教育を担う大学教育が拡大し，「高度な専門職としての看護師養成」[21][22]が進められている。「認定看護師」，「専門看護師」などの特定分野の看護に秀でたスペシャリスト[23]養成も推進され，高学歴看護師や専門領域をもつ看護師が，看護の専門職性を高めていく時代に移行しつつある。

1.3. 新人看護師教育と専門職教育をつなぐ手がかり

ここで気になるのは，教育背景やスペシャリストの資格を伴う専門職性では捉えられない看護師，すなわち熟達者と呼ばれるジェネラリスト看護師[24]の実践に特徴的にみられる専門職性である。言い換えれば，「実践の範囲を限定的に捉える専門性」や「専門性の要件さがし」では捉えられない「実践を通じて得ることが可能な知」と共に，「専門職としての看護実践」を可能にするものである。新人看護師が修得をめざす看護実践能力は，まさにこのような開かれた実践の中で培う能力ではないだろうか。

このような専門職性の捉え方に考えが及ぶと，新たな専門家のあり方として「省察的実践家」を示したドナルド・A・ショーン（2007）の「行為の中のリフレクション（reflection-in-action）」が，専門職としての実践を読み解くうえで参考になる。ドナルド・A・ショーン（2007）は，専門職の実践における「技術的合理性（Technical Rationality）」の限界と「行為の中のリフレクション（reflection-in-action）」による実践の認識論の発展について，「『技術的合理性』は19世紀前半のオーギュスト・コント以来の実証主義の『遺産』」[25] と述べた上で，実証主義においては「分析的にも経験的にも検証できない命題があるとしたら，それはまったく意味をなさないものと考えられた。それらは情緒的な言葉であり，詩であり，もしくは単なるナンセンスとして片付けられたのである」[26] と解説する。そして，「行為の中のリフレクション」については，次のように述べる。

> 「行為の中で省察するとき，そのひとは実践の文脈における研究者となる。すでに確立している理論や技術のカテゴリーに頼るのではなく，行為の中の省察を通して，独自の事例についての新しい理論を構築するのである。実践者の探究は，目的をめぐりあらかじめ意見が一致している手段をどう用いるかを考察することにとどまらなくなる。手段と目的を分離せず，両者を問題状況に枠組みを与えるものとして相互的にとらえる。実践者は考えることと行動とを分離せず，決断の方法を推論し，あとでその決断を行為へと変換するのである。実験は行為の一部になっており，探求の中に，行為へと踏み出すことが組み入れられている。行為の中の省察は，＜技術的合理性＞のもつ二分法の制約を受けないために，このように不確かで独自な状況であっても進行することができる」[27]

ショーン（2007）の「行為の中の省察（リフレクション）」は，自らの実践に真摯に向き合う中で，看護の行為の意味を考え続けることが，専門職の実践に通じることを示唆している。「行為の中の省察（リフレクション）」を新人看護師の看護実践にどのように取り入れることができるか，そのことが新人看護師教育と専門職教育をつなぐ手がかりと考える。

2．本論文の構成

本論文は，Ⅵ章で構成されている。

序章での問題提起につづき，Ⅰ章においては，新人看護師の成長と専門職教育に関する現状の知見を整理する。また，主要な用語である，「専門職」，「行為の中のリフレクション」，「実践」，「指導」に関して，本研究における考え方も説明する。Ⅱ章においては，今日の新人看護師が「新人看護職員研修」の指導体制の下で，自らの看護実践経験をどのように意味づけているか，あるいは，経験からいかに学んでいるか，明らかにすることを試みる。具体的には，経験期間の異なる２度のインタビューの結果から，経験の意味づけの変化を捉える。ここでいう経験の意味づけは，経験にもとづく思考の一部と捉えられるためリフレクションの概念と重なる。したがって，指導者の関わりの影響のもとで，成長過程をたどる新人看護師のリフレクションを明らかにする試みとなる。Ⅲ章では，新人看護師教育に関わる指導者や教育担当者のリフレクションに関する認識を，自由記述式アンケート調査から明らかにする。自由記述の内容から，日常の指導の中でリフレクションの効果をどのように認識し，どのように指導に取り入れているか，明らかにする。Ⅱ章，Ⅲ章の結果をふまえ，Ⅳ章とⅤ章では，指導者の指導が新人看護師のリフレクションをどのように支援しているのか，明らかにする。まず，Ⅳ章では，OJT における指導場面の観察結果を分析し，リフレクションを支援する指導者の行動を検討する。さらに，Ⅴ章では，観察した指導場面の対象となった指導者と新人看護師に，指導に関する認識を事後インタビューし，それぞれの認識とリフレクションとの関連を検討する。Ⅵ章ではⅣ章，Ⅴ章の結果を検討し，新人看護師へのリフレクションを支援する指導モデルを提案する。

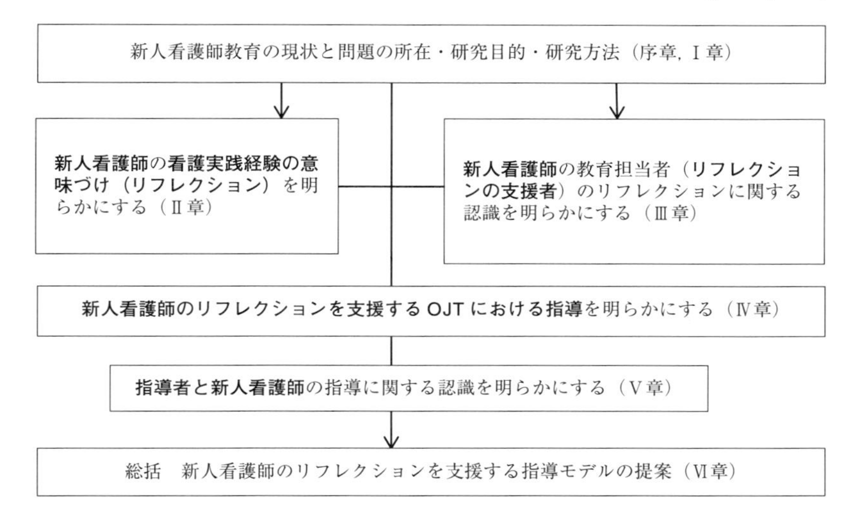

図序-3　論文の構成

注

1）厚生労働省（2013）『看護師等学校入学状況及び卒業生就業状況調査』http://www.e-stat.go.jp/SG1/estat/NewList.do?tid=000001022606
2）パトリシア・ベナー（著），井部俊子（訳）（2005）『ベナー看護論　新訳版　初心者から達人へ』医学書院，17-20.
3）吉富美佐江，野本百合子他（2005）新人看護師の指導体制としてのプリセプターシップに関する研究の動向『看護教育学研究』14-1，65-75.
4）勝原裕美子，ウイリアム彰子，尾形真実哉（2005）新人看護師のリアリティ・ショックの実態と類型化の試み　—看護学生から看護師への移行プロセスにおける二時点調査から—『日本看護管理学会誌』9-1，30-37.
5）日本看護協会（2006）『日本看護協会調査研究報告』76，９，http://www.nurse.or.jp/home/publication/seisaku/pdf/76.pdf
6）福井トシ子（2009）新卒看護師の基本的看護技術習得状況に関する実態調査『看護管理』19-4，254.
7）厚生労働省（2003）『看護基礎教育における技術教育のあり方に関する検討会報告書』http://www.mhlw.go.jp/shingi/2003/03/s0317-4.html
8）厚生労働省（2004）『新人看護職員の臨床実践能力の向上に関する検討会報告書』

http://www.mhlw.go.jp/shingi/2004/03/s0310-6.html
9）前掲書　6），259.
10）厚生労働省（2007）『看護基礎教育の充実に関する検討会報告書』厚生労働省医政局看護課，http://www.mhlw.go.jp/shingi/2007/04/s0420-13.html
11）保健師助産師看護師法および看護師等の人材確保の促進に関する法律の改正（2009，7月）
12）厚生労働省（2011）『新人看護職員研修ガイドライン』http://www.mhlw.go.jp/bunya/iryou/oshirase/dl/130308-1.pdf
13）前掲書　12），8.
14）上泉和子（2010）『新人看護職員研修のあり方に関する研究』平成21年度厚生労働科学研究費補助金（特別研究事業）報告書，55-58.
15）中村雄二郎（1992）『臨床の知とは何か』岩波新書，69-70.
16）小山真理子（2003）『看護教育の原理と歴史』医学書院　2.
17）前掲書　16），2.
18）文部科学省（2010）『大学における看護系人材養成のあり方に関する検討会第1回資料』http://www.mext.go.jp/b_menu/shingi/chousa/koutou/40/siryo/__icsFiles/afieldfile/2010/03/29/1289356_5.pdf
19）杉森みど里（1999）『看護教育学』第3版，医学書院，5.
20）日本看護協会の平成25年度重点政策・重点事業ならびに事業計画でも，准看護師養成廃止，看護師養成の大学化がとりあげられている。
21）前掲書　19），5.
22）文部科学省（2011）『大学における看護系人材養成のあり方に関する検討会資料』http://www.mext.go.jp/b_menu/shingi/chousa/koutou/40/toushin/__icsFiles/afieldfile/2011/03/11/1302921_1_1.pdf
23）日本看護協会（2012）『継続教育の基準　Ver. 2』8. http://www.nurse.or.jp/nursing/education/keizoku/pdf/keizoku-ver2.pdf
24）前掲書　23），6.
25）ドナルド・A・ショーン（著），柳沢昌一・三輪建二（監訳）（2007）『省察的実践とは何か　プロフェッショナルの行為と思考』鳳書房，31-33.
26）前掲書　25），33.
27）前掲書　25），70-71.

Ⅰ章　看護実践能力を育むには

――新人看護師教育の新たな展開と可能性――

2010（平成22）年４月の「新人看護職員研修」[1]の導入に至るまで，さまざまな場面で新人看護師教育の課題が検討され，報告されてきたことは，序章でも触れたとおりである。Ⅰ章では，今日の新人看護師教育の現状をふまえ，新たな可能性として，新人看護師のリフレクションを支援する指導について検討する。

まず，1.では，看護師養成の歴史の概要を把握し，看護師養成教育の現状と今日の新人看護師が直面する問題とのつながりを検討する。2.では，新人看護師が専門職としての看護実践能力を修得するうえで，リフレクションが重要な意味をもつことを検討する。3.では，新人看護師への指導上の課題について，先行研究から明らかにする。4.では，本論文の概念枠組みと研究目的を示し，研究方法を述べる。

1．看護師養成の困難と新人看護師教育の可能性

1.1．わが国の看護師養成教育

「わが国で最初に創設された看護婦養成所は，海軍の軍医で，イギリスのセント・トマス病院医学校に留学した高木兼寛によって，明治18（1885）年に創設された有志共立東京病院看護婦教育所で，看護法の教授にあたったのはアメリカ人宣教師看護婦リードである」[2]と知られている。高木が留学した病院にはナイチンゲール看護学校が開校しており，高木は医師の立場から看護の重要性を認識していた，といわれる。当時わが国の財政は逼迫し，医療政策の転換を図るなどの影響のもとで，看護婦は私立病院が自前で養成す

ることが多かった。そのことを考えれば，看護婦養成と看護の質に注目した稀有な医師であった，といえる。

そして，看護婦資格を規定する法律は，「看護婦規則」が制定される1915（大正４）年までなく，存在したのは市町村が発行する免許のみだった。「看護婦規則」による看護婦資格を取得する方法は，看護婦試験を受験する方法と指定看護婦学校を卒業する方法の２つがあり，看護婦試験の受験は「１年以上看護の学術を修業した者」という条件があったが，学歴の規定はなかった。また，指定校の要件として就業年限は２年以上であること，必修教授科目６教科と主要な教科は医師が教授することなどが定められたが，この規則で看護婦資格を取得した人数が多いのは，資格試験まで要する期間の短い看護婦試験だった[3)]，という。

さらに，第二次世界大戦後，連合軍最高司令部（GHQ）の公衆衛生福祉部看護課のオルト少佐の指導で，日本の看護の改革が行われた[4)]。1948（昭和23）年には「保健婦助産婦看護婦法」が制定され，1949（昭和24）年には文部省と厚生省（当時）の共同省令「保健婦助産婦看護婦学校養成所指定規則」が制定された。ところが，甲種看護婦と乙種看護婦の役割がうまく機能せず，1951（昭和26）年の「保健婦助産婦看護婦法改正」で，甲種看護婦は看護婦，乙種看護婦は准看護婦となった。そして，看護婦，准看護婦の変更を受けた「保健婦助産婦看護婦学校養成所指定規則」が公布され，改正を重ねながら今日の看護師養成制度に引き継がれている[5)]。本省令では，学校の施設・設備，教員の条件，教育内容などが定められ，これにより国家試験の受験が付与される。

杉森（1999）は，戦後の看護婦養成について連合軍最高司令部（GHQ）が看護婦による養成を進めようとしたが，看護婦の側にはその用意がなかったことや医師による強硬な抵抗があったことなどの，当時の事情を述べている。その上で，「理由はともあれ連合軍最高司令部（GHQ）の占領政策としての日本国民に対する教育制度改革から，看護婦養成だけは取り残されたという事実は，その後の看護婦養成とその教育課程にきわめて大きな影響をもたらした。現在でさえ看護婦（士：男性の場合に用いた，筆者記述）養成の大部分が学校教育制度の枠外に位置づけられたままになっている原因はここにある」[6]と複雑な教育課程の根本的な問題を指摘している。尚，保健婦，助産婦，看護婦という名称は，2002（平成14）年に「保健婦助産婦看護婦法の一部を改正する法律」により保健師，助産師，看護師へ変更され，「保健師助産師看護師法」になった。引用文献の出版年によって，あるいは歴史的事実の記述内容には，保健婦，助産婦，看護婦の名称が用いられた部分があり，表記にあたって原文のままの表現を用いた。したがって，「婦」と「師」が混在した表記となっていることを述べておく。また，看護師養成について，「看護基礎教育」という名称が用いられることが多いため，ここでは看護師養成（看護基礎教育）と併記する方法で述べる。

ここで，戦後の看護師養成（看護基礎教育）の教育内容の変遷を俯瞰すると，いくつか変化の節目がみられる。まず，平尾（2003）は，戦後初のカリキュラムについて，次のように述べている。

> 「保健婦助産婦看護婦学校養成所指定規則による最初のカリキュラムはGHQ看護課の指導のもとに教養科目を入れ，看護は看護婦によって教育する時間が指定された。しかし臨床看護は『内科学及び看護法』のような医学の専門分野に看護法がついた形で，看護法は看護婦が教えることになったが，医師による授業時間よりも少なく，ほとんどは設置病院の婦長らによる非常勤であった。このことは病院附属の看護婦教育に偏る傾向を作り出した」[7]

平尾（2003）が指摘する医学体系を参照したカリキュラムによる教育体制は，戦後しばらく続いたが，徐々に看護学体系によるカリキュラムへ移行し，看護師資格をもつ教員が教育の大半を担うようになった。それと共に看護学の専門分化が進み，後年「老年看護学」，「精神看護学」，「在宅看護論」が専門科目として新設された。また，臨床における実習時間はもともと講義

表Ⅰ-1　教育内容の変遷（神原，2014）*

	1951（昭和26）年	1967（昭和42）年	1989（平成元）年	1996（平成８）年	2008（平成20）年
改正理由・目的	連合国軍総司令部の指導にもとづき，医療および公衆衛生の普及発展のために保健婦，助産婦および看護婦の質の向上を図る。	看護教育のあり方の基本的な方向性が提示され，健康の保持増進，疾病予防から疾病の回復，リハビリテーションまで含んだ全人的看護をめざす，専門科目とし看護学を独立。技能の習熟のみを目標とすべきでなく，人間形成および専門技術の基礎的理解とその応用能力を養う。	少子高齢化が急速に進展，疾病構造の変化，医療の高度化・専門化などに伴い，医療の場は病院から在宅，治療から予防へと拡大し，患者主体の医療が求められる，専門職としての質の高い看護のできる人材を育成する。疾患別の理解から対象者の特性別へ，選択科目の導入，自由裁量の時間を設ける，ゆとりある教育内容。	高齢化の急速な進展に加えて医療の高度化・専門家に伴い，看護サービスの拡充，看護職員の資質向上が必要とされ，少子化に伴い，優秀な看護職員の人材確保のための施策が必要。教育内容の充実（在宅看護論，精神看護学の新設），教育内容による表示，単位制の導入，統合カリキュラムの提示。	看護を取り巻く環境の変化に伴い，より重要さが増している教育内容の充実と看護実践能力を強化すること，背景には特に新人看護師の看護実践能力の低下に対する問題提起が含まれる
講義・演習	医科学概論，解剖生理，化学，細菌学，精神衛生，統計，教育学，社会学，社会福祉，衛生，栄養，薬理，看護学（看護倫理，看護史，看護原理，内科学および看護法，外科学および看護法など,） 合計1150時間以上	＜基礎科目＞物理学，化学，生物学，統計学，社会学，心理学，教育学，外国語，体育 390時間 ＜専門科目＞医学概論，解剖学，生理学，生化学，薬理学，病理学，微生物学，公衆衛生学，社会福祉，衛生法規，看護学（看護学総論，成人看護学，小児看護学，母性看護学） 1215時間 合計1605時間	＜基礎科目＞人文科学，社会科学，自然科学，外国語，保健体育 360時間 ＜専門基礎科目＞医学概論，解剖生理学，栄養学，生化学，薬理学，病理学，微生物学，公衆衛生学，社会福祉，関係法規，精神保健 510時間 ＜専門科目＞基礎看護学，成人看護学，老人看護学，小児看護学，母性看護学 945時間 合計1815時間	＜基礎分野＞科学的思考の基礎，人間と人間生活の理解， 13単位 ＜専門基礎分野＞人体の構造と機能，疾病の成り立ちと回復の促進，社会保障制度と生活者の健康， 21単位 ＜専門分野＞基礎看護学，在宅看護論，成人看護学，老年看護学，小児看護学，母性看護学，精神看護学 36単位 合計70単位	＜基礎分野＞科学的思考の基礎，人間と生活・社会の理解 13単位 ＜専門基礎分野＞人体の構造と機能，疾病の成り立ちと回復の促進，健康支援と社会保障制度 21単位 ＜専門分野Ⅰ＞ 基礎看護学 ＜専門分野Ⅱ＞ 成人看護学，老年看護学，小児看護学，母性看護学，精神看護学 ＜統合分野＞在宅看護論，看護の統合と実践 40単位 合計74単位
臨地実習	臨床実習（病室その他82週以上，外来20週以上） 合計102週以上	実習 看護学（看護学概論，成人看護学，小児看護学，母性看護学） 合計1770時間	臨床実習 看護学（基礎看護学，成人看護学，老人看護学，小児看護学，母性看護学） 合計1035時間	臨地実習 基礎看護学，在宅看護論，成人看護学，老年看護学，小児看護学，母性看護学，精神看護学 合計23単位	臨地実習 基礎看護学，成人看護学，老年看護学，小児看護学，母性看護学，精神看護学，在宅看護論，看護の統合と実践 合計23単位
			選択必修科目　150時間		
総合計時間	1150時間＋102週以上	3375時間	3000時間	93単位	97単位

＊日本看護学教育学会データベース資料[8)]から作成。

時間数を上回っていたが，1989（平成元）年の改正で1035時間まで減少し，以降23単位の状態が続いている（表Ⅰ-1参照）。通常，臨地実習1単位は45時間と考えられているため，23単位は1035時間と同じと考えてよい。同じ時間数の範囲で専門科目が増えた結果，学習内容の増加と実習時間の配分がアンバランスになり，広く浅く学ぶ状況を生んでしまったことは否めない。

さらに，看護師養成（看護基礎教育）における近年の制度改正を含む特徴は，以下の3点がある。

1つめは，2008（平成20）年のカリキュラム改正における「看護の統合と実践」分野の新設で，講義および演習4単位，臨地実習2単位，合計6単位が増加した。これは，新人看護師の看護実践能力の低下が焦点となった2007（平成19）年の「看護基礎教育の充実に関する検討会報告書」を受けたもので，臨床につながる看護実践能力の養成をねらった改正であり，「新人看護職員研修」の目的と連動したものである。

2つめに，臨地実習での学び方の変化にも言及しておく必要がある。多くの看護学生の臨地実習における看護実践経験は，患者の安全確保および学生の学習者としての権利を保証する観点から検討され[9]，実施が制限されるようになり，身体侵襲の高い看護技術は見学による学習にとどまるようになった。あるいは，患者に対して実施する場合においても，学生が安全に実施できるような事前学習を十分重ね，看護教員や指導を担当する看護師の指導のもとで行うことが求められ，一人で実施する経験を持つことは少ない。

また，実際の医療現場にみられる技術革新は，看護学生の理解の範囲を大きく超え，一人で行動することを難しくした側面がある。検査や治療，医療機器のコンピューター制御の浸透や電子カルテによる診療情報管理などに象徴されるような進歩は急速で，看護師にもそれらを正確に使いこなして，安全，確実な医療が行われるような知識や技術が求められるようになっている。生命維持管理に関わる医療機器の管理は緊張が強いられ，不安が高まりやすい。また，人権意識の高まりから，「インフォームド・コンセント」[10]の概念にもとづく「説明や同意」を得るための高度なコミュニケーション能力が求められる。看護学生は，看護師と行動を共にしながら，見学や部分的な実施経験を通じて学ぶようになり，結果的に主体的な関わりが少なくなった。つまり，看護学生は，臨床の臨場感を臨地実習の経験の中で感じ取ることが難しくなっている。

３つめは，看護系大学数の増加にみる高等教育の拡大化である。1991（平成３）年には，全国でわずか11校だった大学が，1992（平成４）年の「看護師等の人材確保の促進に関する法律」の施行等を契機として[11]増加に転じ，1996（平成８）年には46校，2001（平成13）年には89校，2006（平成18）年には143校[12]と増加し，2013（平成25）年には210校[13]を超えた。2008（平成20）年に「学士課程教育の構築に向けて」の答申が中央教育審議会から出され，学士課程教育の質を担保する教育への提言がなされた[14]が，看護系大学においても大学教育のあり方が検討された[15]，という流れがある。大学教育の質が，実質的に問われなければならない段階にある，と考えられる。

以上述べてきたように，看護師養成（看護基礎教育）は歴史的に臨床と接近した環境で実践能力が育成されてきた，といえる。近年は逆に，臨床からやや離れたところで実践を語り，実践能力を高めようとしているように思われる。専門性の高いカリキュラムや大学化による高度な教育も，実践を伴う「知」に裏づけられなければ，専門職としての実践力として身につけることにはならない。つまり，臨床での学び方が変わらざるを得ない中で，専門的な実践能力を育成することの矛盾が，新人看護師の看護実践能力の低下という形になって顕在化した，と捉えることが妥当と考える。そうであれば，看護師養成（看護基礎教育）は，与えられた環境の中で「育むべき看護実践能力とは何か」という本質的な議論を重ね，教育内容に反映させる発想の転換が重要と考える。さらに，新人看護師の看護実践能力の「低下」に関する見方も変える必要がある。すなわち，「低下」する以前の「萌芽」の段階と位置づけ，実践経験を通じた教育によって芽生え，花開く，大きな可能性をもつ存在，と考えるのである。新人看護師は，そのような可能性に満ちた存在として捉えるのが，本研究の立場である。異なった教育背景をもつことによる能力差を考慮する必要はあるが，一人ひとりの看護実践能力を育むために，自らの看護実践から学ぶことにおいては共通である。そのような教育の可能性を，2011（平成23）年４月から開始された「新人看護職員研修」[16]の内容から考えてみたい。

1.2. 新人看護師教育の可能性　—「新人看護職員研修」がめざすもの—

「新人看護職員研修」は，2009（平成21）年７月の「保健師助産師看護師法」および「看護師等の人材確保の促進に関する法律」改正により決定した。改正点は，保健師，助産師，看護師及び准看護師は，免許取得後も資質の向上に努め，病院等の開設者は，新人看護職員研修の実施や，必要な配慮をすること，が明記された[17]。これに伴い，「新人看護職員研修」を進める手がかりとして「新人看護職員研修ガイドライン」[18]が厚生労働省から公開され，ガイドラインの基本的な考え方，研修内容，指導者の育成，研修の評価などが記されている。尚，ガイドラインは，2014（平成26）年２月に１つの技術項目（死後の処置が追加された）と到達目標の設定時の考慮事項が追加される形で改定された。しかし，基本的な考え方に変更はなく，新人看護職員研修は当初の目的と研修内容で進められていくと考えられる。

ガイドラインが示す研修内容の冒頭には「……そのため，臨床実践能力の構造として，Ⅰ基本姿勢と態度，Ⅱ技術的側面，Ⅲ管理的側面が考えられる。これらの要素はそれぞれ独立したものではなく，患者への看護を通して臨床実践の場で統合されるべきものである。また，看護基礎教育で学んだことを土台にし，新人看護職員研修で臨床実践能力を積み上げていくものである」[19]と記され，新人看護職員が修得する臨床実践能力が到達目標とともに100項目余り示されている（図Ⅰ-1，表Ⅰ-2-①，②，③参照）。

ここで確認しておきたいのは，そもそもガイドラインに示された「臨床実践能力」とは何か，という点である。当然，看護以外の「臨床実践能力」とは想定できず，本研究で繰り返し述べてきた「看護実践能力」と同意と捉えて，以下に検討を進める。

「看護実践能力」の定義は，研究者によって異なっているという報告があり，「看護技術」を「看護実践能力」と捉えた研究も存在していた[20]という。また，松谷他（2010）は，30件の英文献を検討して「看護実践能力とは，知識や技術を特定の状況や背景の中に統合し，倫理的で効果的な看護をおこなうための主要な能力であり，複雑な活動で構成される全体的統合的概念である」[21]と定義している。加えて「“看護実践能力”の評価について，全体論的な概念をどのように評価するか，評価主体は他者か自己か，という議論が活発になされており，知見が蓄積されはじめた分野である現状が示されていた」[22]と述べている。定義の見解の相違はさておき，これらの研究が示

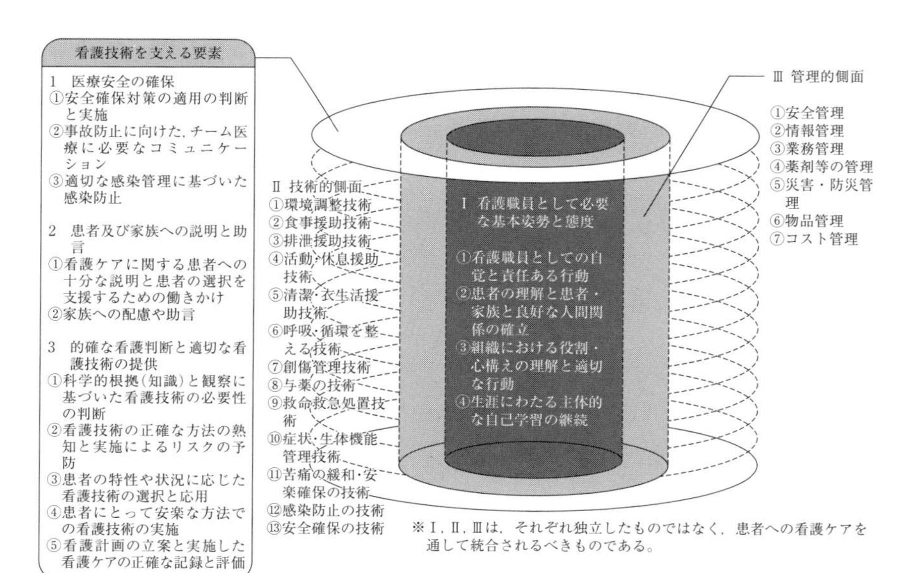

図Ⅰ-1 臨床実践能力の構造[23]

表Ⅰ-2　臨床実践能力到達目標[24)]①

【看護職員として必要な基本姿勢と態度についての到達目標】

看護職員として必要な基本姿勢と態度については，新人の時期のみならず，成長していく過程でも常に臨床実践能力の中核となる部分である。

★：一年以内に経験し習得を目指す項目
到達の目安　Ⅱ：指導の下でできる　Ⅰ：できる

		★	到達の目安			
看護職員としての自覚と責任ある行動	①医療倫理・看護倫理に基づき，人間の生命・尊厳を尊重し患者の人権を擁護する	★				Ⅰ
	②看護行為によって患者の生命を脅かす危険性もあることを認識し行動する	★				Ⅰ
	③職業人としての自覚を持ち，倫理に基づいて行動する	★				Ⅰ
患者の理解と患者・家族との良好な人間関係の確立	①患者のニーズを身体・心理・社会的側面から把握する	★				Ⅰ
	②患者を一個人として尊重し，受容的・共感的態度で接する	★				Ⅰ
	③患者・家族が納得できる説明を行い，同意を得る	★				Ⅰ
	④家族の意向を把握し，家族にしか担えない役割を判断し支援する	★			Ⅱ	
	⑤守秘義務を厳守し，プライバシーに配慮する	★				Ⅰ
	⑥看護は患者中心のサービスであることを認識し，患者・家族に接する	★				Ⅰ
組織における役割・心構えの理解と適切な行動	①病院及び看護部の理念を理解し行動する	★			Ⅱ	
	②病院及び看護部の組織と機能について理解する	★			Ⅱ	
	③チーム医療の構成員としての役割を理解し協働する	★			Ⅱ	
	④同僚や他の医療従事者と安定した適切なコミュニケーションをとる	★				Ⅰ
生涯にわたる主体的な自己学習の継続	①自己評価及び他者評価を踏まえた自己の学習課題をみつける	★				Ⅰ
	②課題の解決に向けて必要な情報を収集し解決に向けて行動する	★			Ⅱ	
	③学習の成果を自らの看護実践に活用する	★			Ⅱ	

唆することは，「看護実践能力」は，複雑な状況の中で知識や技術を「統合」させる能力に重点が置かれ，したがって一定の基準による評価が難しいということである。つまり，現状のガイドラインに100項目余りの「臨床実践能力」を示した意味は，松谷（2010）の定義の「統合」に至る前段階の目標を提示されたに過ぎず，本来の看護実践能力の修得を保障するものではない，と考える。であれば，新人看護師が本来の看護実践能力を身につけるため

表Ⅰ-2　臨床実践能力到達目標②

【技術的側面：看護技術についての到達目標】

★：一年以内に経験し修得を目指す項目

到達の目安　Ⅳ：知識としてわかる　Ⅲ：演習でできる　Ⅱ：指導の下でできる　Ⅰ：できる

※患者への看護技術の実施においては，高度な又は複雑な看護を必要とする場合は除き，比較的状態の安定した患者の看護を想定している。なお，重症患者等への特定の看護技術の実施を到達目標とすることが必要な施設，部署においては，想定される患者の状況等を適宜調整することとする。

		★	到達の目安			
環境調整技術	①温度，湿度，換気，採光，臭気，騒音，病室整備の療養生活環境調整（例：臥床患者，手術後の患者等の療養生活環境調整）	★				Ⅰ
	②ベッドメーキング（例：臥床患者のベッドメーキング）	★				Ⅰ
食事援助技術	①食生活支援				Ⅱ	
	②食事介助（例：臥床患者，嚥下障害のある患者の食事介助）	★			Ⅱ	
	③経管栄養法	★			Ⅱ	
排泄援助技術	①自然排尿・排便援助（尿器・便器介助，可能な限りおむつを用いない援助を含む。）	★				Ⅰ
	②浣腸					Ⅰ
	③膀胱内留置カテーテルの挿入と管理				Ⅱ	
	④摘便				Ⅱ	
	⑤導尿					Ⅰ
活動・休息援助技術	①歩行介助・移動の介助・移送	★				Ⅰ
	②体位変換（例：①及び②について，手術後，麻痺等で活動に制限のある患者等への実施）	★			Ⅱ	
	③関節可動域訓練・廃用性症候群予防				Ⅱ	
	④入眠・睡眠への援助				Ⅱ	
	⑤体動，移動に注意が必要な患者への援助（例：不穏，不動，情緒不安定，意識レベル低下，鎮静中，乳幼児。高齢者等への援助）				Ⅱ	
清潔・衣生活援助技術（例：①から⑤について，全介助を要する患者，ドレーン挿入，点滴を行っている患者等への実施）	①清拭	★				Ⅰ
	②洗髪					Ⅰ
	③口腔ケア	★				Ⅰ
	④入浴介助					Ⅰ
	⑤部分浴・陰部ケア・おむつ交換	★				Ⅰ
	⑥寝衣交換等の衣生活支援，整容	★				Ⅰ
呼吸・循環を整える技術	①酸素吸入療法	★				Ⅰ
	②吸引（気管内，口腔内，鼻腔内）	★				Ⅰ
	③ネブライザーの実施	★				Ⅰ
	④体温調整					Ⅰ
	⑤体位ドレナージ				Ⅱ	
	⑥人工呼吸器の管理		Ⅳ			
創傷管理技術	①創傷処置				Ⅱ	
	②褥瘡の予防	★			Ⅱ	
	③包帯法				Ⅱ	
与薬の技術	①経口薬の与薬，外用薬の与薬，直腸内与薬	★				Ⅰ
	②皮下注射，筋肉内注射，皮内注射					Ⅰ

	③静脈内注射，点滴静脈内注射				Ⅱ	
	④中心静脈内注射の準備・介助・管理				Ⅱ	
	⑤輸液ポンプの準備と管理				Ⅱ	
	⑥輸血の準備，輸血中と輸血後の観察				Ⅱ	
	⑦抗生物質の用法と副作用の観察	★			Ⅱ	
	⑧インシュリン製剤の種類・用法・副作用の観察				Ⅱ	
	⑨麻薬の主作用・副作用の観察				Ⅱ	
	⑩薬剤等の管理（毒薬・劇薬・麻薬，血液製剤を含む）				Ⅱ	
救命救急処置技術	①意識レベルの把握	★				Ⅰ
	②気道確保	★		Ⅲ		
	③人工呼吸	★		Ⅲ		
	④閉鎖式心臓マッサージ	★		Ⅲ		
	⑤気管挿管の準備と介助	★		Ⅲ		
	⑥止血				Ⅱ	
	⑦チームメンバーへの応援要請	★				Ⅰ
症状・生体機能管理技術	①バイタルサイン（呼吸・脈拍・体温・血圧）の観察と解釈	★				Ⅰ
	②身体計測					Ⅰ
	③静脈血採血と検体の取扱い	★				Ⅰ
	④動脈血採血の準備と検体の取り扱い					Ⅰ
	⑤採尿・尿検査の方法と検体の取り扱い					Ⅰ
	⑥血糖値測定と検体の取扱い	★				Ⅰ
	⑦心電図モニター・12誘導心電図の装着，管理					Ⅰ
	⑧パルスオキシメーターによる測定	★				Ⅰ
苦痛の緩和・安楽確保の技術	①安楽な体位の保持	★			Ⅱ	
	②罨法等身体安楽促進ケア				Ⅱ	
	③リラクゼーション				Ⅱ	
	④精神的安寧を保つための看護ケア				Ⅱ	
感染予防技術	①スタンダードプリコーション（標準予防策）の実施	★				Ⅰ
	②必要な防護用具（手袋，ゴーグル，ガウン等）の選択	★				Ⅰ
	③無菌操作の実施	★				Ⅰ
	④医療廃棄物規定に沿った適切な取扱い	★				Ⅰ
	⑤針刺し事故防止対策の実施と針刺し事故後の対応	★				Ⅰ
	⑥洗浄・消毒・滅菌の適切な選択					Ⅰ
安全確保の技術	①誤薬防止の手順に沿った与薬	★				Ⅰ
	②患者誤認防止策の実施	★				Ⅰ
	③転倒転落防止策の実施	★			Ⅱ	
	④薬剤・放射線暴露防止策の実施				Ⅱ	

に，「統合」の意味や重要性についてさらに強調する必要があると考えるが，新人看護師の学習能力の捉え方により議論の余地を残す課題である。

また，実践と技術の違いについて中村（1992）は以下のように述べる。

「実践とは，各人が身を以てする決断と選択をとおして，隠された現実の諸相

表Ⅰ-2　臨床実践能力到達目標③

【管理的側面についての到達目標】

看護実践における管理的側面については，それぞれの科学的・法的根拠を理解し，チーム医療における自らの役割を認識した上で実施する必要がある。

★：一年以内に経験し修得を目指す項目
到達の目安　Ⅱ：指導の下でできる　Ⅰ：できる

		★	到達の目安			
安全管理	①施設における医療安全管理体制について理解する	★				Ⅰ
	②インシデント（ヒヤリ・ハット）事例や事故事例の報告を速やかに行う	★				Ⅰ
情報管理	①施設内の医療情報に関する規定を理解する	★				Ⅰ
	②患者等に対し，適切な情報提供を行う	★			Ⅱ	
	③プライバシーを保護して医療情報や記録物を取り扱う	★				Ⅰ
	④看護記録の目的を理解し，看護記録を正確に作成する	★			Ⅱ	
業務管理	①業務の基準・手順に沿って実施する	★				Ⅰ
	②複数の患者の看護ケアの優先度を考えて行動する	★			Ⅱ	
	③業務上の報告・連絡・相談を適切に行う	★				Ⅰ
	④決められた業務を時間内に実施できるように調整する				Ⅱ	
薬剤等の管理	①薬剤を適切に請求・受領・保管する（含，毒薬，劇薬，麻薬）				Ⅱ	
	②血液製剤を適切に請求・受領・保管する				Ⅱ	
災害・防災管理	①定期的な防災訓練に参加し，災害発生時（地震・火災・水害・停電等）には決められた初期行動を円滑に実施する	★			Ⅱ	
	②施設内の消火設備の定位置と避難ルートを把握し患者に説明する	★				Ⅰ
物品管理	①規定に沿って適切に医療機器，器具を取り扱う	★			Ⅱ	
	②看護用品・衛生材料の整備・点検を行う	★			Ⅱ	
コスト管理	①患者の負担を考慮し，物品を適切に使用する	★			Ⅱ	
	②費用対効果を考慮して衛生材料の物品を適切に選択する	★			Ⅱ	

を引き出すことなのである。そのことによって，理論が，現実からの挑戦を受けて鍛えられ，飛躍するのである。実践が理論の源泉であるというのは，そのような意味で考えられるべきなのである。……まず，主体あるいは自己の，他者や世界に対する関わり方において，経験よりはもちろん実践よりもいっそう特殊なもの，さらにいえば，実践のなかの特殊に媒介的なものが＜技術＞である，と言っていいだろう」[25]

中村（1992）を参考にすると，看護実践能力はあらかじめ持っている知識や技術の量や質で測れるものではなく，看護の実践に向き合った後に，その場で明らかになるものという考えが成立するといえる。そして，技術に関連していえば，看護技術は看護実践の中で特に患者との間を媒介するもの，例えば「身体の向きを変える技術」を看護実践の中で使う，という関係で捉えられる。

このように「看護実践能力」は，あらかじめ準備した知識や技術を組み合わせて働きかける能力とは異なり，実践の中で患者の反応を捉えながら知識や技術を「統合」して実践する能力と考えられる。新人看護師が本来の意味で「看護実践能力」の修得を目指すなら，100余りの項目ごとの目標をめざすことに止まらず，指導者も新人看護師も実践の中で「統合」することを明確に意識する必要があると考える。「統合」が意味することをふまえ，次節では専門職としての看護実践能力について考えを深めていく。

2.「専門職」としての看護実践能力

前節では，看護師養成（看護基礎教育）と新人看護師教育の連携を視野においた「看護実践能力」の育成について述べた。「看護実践能力」は，看護の「専門性」を問う議論と密接にかかわっている。近年，わが国の看護職のあり方が国や看護の専門家の間で繰り返し検討されてきた中で，「専門職」[26]という概念が定着した。臨床における看護師の「専門性」はその実践において発揮され，実践能力を高める努力を自ら重ねることで「専門職」として周囲から認められるのであろうが，「専門職としての看護実践能力」について，改めて整理しておきたい。

2.1.「専門職」という概念

専門職について山田（1998）は，アメリカの専門職養成の説明の中で，エブラハム・フレックスナーの専門職（プロフェッション）の基準6つを提示している。フレックスナーは，1910年にカーネギー財団に「合衆国およびカナダにおける医学教育」と題する医学教育の改善に関する報告書を提出したことが知られているが，以下に示すフレックスナーの基準は，山田（1998）に限らず専門職の議論に度々登場するものである。

> 「プロフェッションとして認知されるための6つの特質とは，(1)知的な職業であり，当該職業に従事している者が適切な選択を実施し，かつ判断を下す際に重大な責任を負っていること，(2)特定分野に関する高度な体系的知識を所持し，かつ長期間の教育訓練を受けていること，(3)体系的知識が現場で応用できうるように実践的な性格をもっていること，(4)特別な技術あるいは技能を要するだけでなく，知識だけで事態に対処できない場合には獲得した技能によって物事に対処できること，(5)専門職業団体（professional association）が組織化されており，専門職業団体がプロフェッショナル教育の内容および専門職業に参入する際の資格の認定などを規制していること，(6)当該職業に携わっている人物に公共への奉仕（public service）志向があること」[27]。

専門職の基準は医学教育の検討に伴って考えられたものと推測できるが，フレックスナーは，最終決定ができる医師は専門職とみなし，薬剤師，看護師は専門職としての地位を低く捉えていた点が興味深い[28]。山田（1998）は，わが国では専門職そのものの概念の広がりが西洋と比べて遅れていたことを示唆した[29]上で，「このフレックスナーのプロフェッションの定義に関する基準が明確化されて以来，このような特質をもっている職業がプロフェッションとして公的に制度化されるようになった」[30]と述べた。わが国の看護職は，山田（1998）の指摘どおり，フレックスナーの述べた特質の規準にそって，専門職としてのあり方を追求してきた側面がある。例えば，「専門職」に関する議論は1970年代頃から始まった[31]が，その頃から養成教育カリキュラムが医学体系から看護学体系へ転換[32]された。欧米の看護理論が複数紹介され，そこには看護独自の機能が示されるようになって，看護学の発展を予感させるものがあった。しかし，池川（1991）は，看護学の基礎となる科学的な知識の危うさについて，「……しかしながら今日でもなお，看護を科学的方法で科学するというわれわれの企ては，何が看護独自なのかを限定する点において，かなり理論的な不明確さをはらんでいる」[33]と述べた。このように，看護学の専門性の根本を科学で説明することが可能か，疑問視する意見があったことも事実である。

さらに近年は，「看護学」の専門性と同様に専門職としてのあり方に関心が向き，「スペシャリスト」養成に伴う専門分化が進む傾向にある[34][35]。そもそも看護師の業務は，「保健師助産師看護師法」の第５条で次のように定められている。

> 「この法律において『看護師』とは，厚生労働大臣の免許を受けて，傷病者若しくはじよく婦（原文のまま）に対する療養上の世話又は診療の補助を行うことを業とする者をいう。」[36]

この条項は，看護師の業務範囲の根拠になっているが，「スペシャリスト」の実践内容は認定された専門分野の看護を集中的に行い，その分野の診療に関わる判断の責任を一部拡大して担い，業務内容や勤務形態はジェネラリストとは異なっていることが多い。つまり，看護師の現状は，看護師と隣接する職業との専門性の区別に加えて，専門分野をもつスペシャリスト育成に象徴される実践範囲の限定の傾向も加わり，ジェネラリストの看護師や他の医療職との差別化が進んでいる。このことに関連して，椙山（2013）は成人教育研究者のクラントン（2004）[37]を引用しつつ，「つまり看護や治療に関する知識を増やし関連する技術を洗練させることを専門職の学びだと考える傾向があることは否めない」[38]と指摘した。椙山（2013）は，看護職の生涯学習の方向性を示唆するものに「実践者が状況の中で自分の行為をふり返って判断することで実践の目標が達成できるということ」をあげている[39]。椙山

(2013) の提案は，スペシャリストやジェネラリストを限定しないばかりか，保健師，助産師も含んだ看護職全体への投げかけである。看護職は，自らの実践から学習することを通して本来の専門職になる，「看護ができる人になる」ということを問題提起しているのではないだろうか。

橋本 (2009) は，「専門職 (profession) とは，他の職業とは異なる専門職たる『要件』を確保していることが求められ，またその要件探しが続けられてきた」[40]と述べたうえで，次のように続ける。

「……しかし，様々な専門的な職業領域が生成・発展している今日では，実体的な専門職の『特性』の抽出や『専門職か否か』という二分法的な厳密な線引きはさほど生産的な作業ではないと思われる」[41]，「すなわち，ベン＝デーヴィッドにならって，『高度に専門化した分野を基盤とする職業に限定するよりも，はるかに幅広』な視野の下に，『その職への就職が高等教育機関からの卒業証書を有する者に限られている職業のすべてを指す』という，ゆるやかな意味で捉えておきたい。」[42]

橋本 (2009) の定義の特徴は，それぞれの職種の大まかな枠内で教育や実践範囲を自律的に検討することの余地を残している点にある。また，三井 (2004) は，「医療専門職は自らの観点が限定されたものにすぎないことに気づかされたとき，それを乗り越えなくてはならない。自らの観点を越えた患者の『生』の固有性にも目を向け，その『生』を支えるよう働きかけなくてはならない」[43]と述べ，専門職として担う領域を限定することが，医療専門職としての限界を生むことに言及している。橋本 (2009)，三井 (2004) の考えは，専門職の要件よりも，実践の中から専門性を捉えようとするものである。特に，三井 (2004) の指摘は，医療専門職が自ら実践範囲を限定する傾向を捉えており，実践と専門性の関係を再考する必要性が強く示唆されている。

このように，さまざまな「専門職」に関する考えを踏まえると，「専門職」

の資格要件として専門的知識と技術を一定の範囲で定める考えや，実践の中で自らの実践能力を自律的に高める「専門職」としての考えを，双方バランスよく共存させることが望ましいと考える。なぜなら，実践が常に変化する状況に依存しているからであり，その状況に対応することが専門職としての実践の本質であると考えられるからである。そのうえで，「看護師は，目の前の対象に看護実践の主体として関わりつづけながら，自らの実践について真摯に考え続け，より質の高い看護を探究する専門職」と捉えたい。看護師としてのスタート地点に立つ新人看護師も，考え方は同様である。

実践に関心をもつ「専門職」のあり方は，近年，教育や看護の分野で注目を浴び，急速に広まったドナルド・A・ショーン（2007）の「省察的実践家」の考えと近い。ショーンは，専門職の実践における「行為の中の省察（reflection-in-action）」を重視し，専門職としての知の探究の重要性を述べているが，ショーンの「行為の中の省察（reflection-in-action）」について詳細に検討し，新人看護師が専門職としての看護実践能力を修得する学びを捉える手がかりにしたい。

2.2.「行為の中のリフレクション（reflection-in-action）」とは

ドナルド・A・ショーン（2007）は，専門職の実践における「技術的合理性（Technical Rationality）」の限界と「行為の中の省察（reflection-in-action）」による実践の認識論の発展について論じている[44)]。このことは，すでに序章でも述べた。ショーンの「行為の中の省察（リフレクション）」について，次の部分を再度引用する。

> 「行為の中で省察するとき，そのひとは実践の文脈における研究者となる。すでに確立している理論や技術のカテゴリーに頼るのではなく，行為の中の省察を通して，独自の事例についての新しい理論を構築するのである。実践者の探究は，目的をめぐりあらかじめ意見が一致している手段をどう用いるかを考察する

ことにとどまらなくなる。手段と目的を分離せず，両者を問題状況に枠組みを与えるものとして相互的にとらえる。実践者は考えることと行動とを分離せず，決断の方法を推論し，あとでその決断を行為へと変換するのである。実験は行為の一部になっており，探求の中に，行為へと踏み出すことが組み入れられている。行為の中の省察は，＜技術的合理性＞のもつ二分法の制約を受けないために，このように不確かで独自な状況であっても進行することができる。」[45)]

ショーンは，「技術的合理性」と「行為の中の省察（リフレクション）」を対比させ，専門職にとって実践の中で知を探究することが重要である，と述べている。「行為の中の省察（リフレクション）」は，知の探究の方法ともいうべき思考と考えられる。尚，「省察」は「reflection」の訳語で，他には，反省，内省，ふり返り，と訳される[46)]。ここまで，省察とリフレクションを併記してきたが，以後，澤本の「リフレクション＝ふり返り」の意を参照し「リフレクション」とカタカナ表記とする[47)]。ただし，引用文においては原文のまま表記する。

「リフレクション」は，もともとジョン・デューイにより「そのひとの信念の根拠を評価すること」と定義された[48)]。早川（1994）が「（ショーンは）デューイ理論の中心概念の一つである『反省』もしくは『反省的思考』をとりあげ，みずからの実践に基づいて，新たな現代的要求に応える理論を築きあげた。」[49)]と述べたように，デューイの思考に関する考え方が「リフレクション」の意味を知る手だてとなる。

デューイ（1975）によると，「経験には能動的な面と受動的な面があり，能動的な面は，試みること，受動的な面は，それは被ることである」[50)]とする。また，「思考は，試みることと結果として起こることの関係の認識である」という[51)]。そうであれば，経験の能動面と受動面は，思考の質や認識に影響を及ぼすと考えられるが，この点に関連して，藤井（2010）は，デューイの経験論に関する著書の中で，「つまり，経験とは，確実性をもって意図した結果を生み出し得る行動の方法を考案し，それに基づいて実行するという『統制された活動』である。その『統制』は，意味が反省的に認知され，自覚的に使用されるという思考によって実現する」[52]と述べている。デューイが考える経験は，「統制にもとづく活動」であり，「統制」は反省的な思考にもとづくものであると，理解する。したがって，経験の根底に一貫して流れているのは，統制のもとになる反省的な思考である。藤井（2010）は「（デューイによれば，）ロックの経験概念では，その過程に思考が介在すると，感覚与件の伝達に歪みを生み出すと考えられていた」と述べ，デューイが構成した新しい経験概念の柱に「経験と思考の結合」があった[53]，としている。

教育における経験の意味について早川（1994）は，デューイの教育理論を示しながら，次のように述べている。

> 「デューイにとって，教育とは生涯にわたるたえざる成長をめざすものであり，その成長の根底には経験の意味をたえず豊かにするという課題が流れているのである。もし，経験の意味を解放し拡充するのが教育の任務であるならば，これを可能にする方法が『反省的思考（reflective thinking）』とも呼ばれる『探究』である。デューイによれば，反省的思考とは『我々の経験の中の知性的要素を明晰にすること』であり，曖昧で不明確な経験をより知性的な経験へと変容する手段である」[54]。

早川（1994）によるデューイの「経験」には，「反省的思考（reflective thinking)」が，知性的要素を明晰にする手段として示された。経験の意味を豊かにする，という教育の課題も述べていた。経験と知をつなぐ鍵になるのは，「反省的思考（reflective thinking)」であることが，確認できる。

さらに，早川（1994）は「ショーンのユニークなところは，専門家が日常の臨床状況のなかでどのように行動し思考しているかを観察・考察することにより，そこに潜んでいる優れた実践知や臨床知を専門家の育成に役立てようと考えたところにある」[55]と述べた。ショーンの主要概念である「行為の中のリフレクション（reflection-in-action）」は，デューイの「反省的思考（reflective thinking）」を発展させた理論であり，「反省的思考」がもたらす「確実な結果を生む考え」や「明晰さ」は，「行為の中のリフレクション（reflection-in-action）」によって実践知を探究する考えへと発展したことが了解できる。

ただし，ショーン（2007）は，「実践の中のリフレクション」が「行為の中のリフレクション」とやや異なるという。実践の意味は，「両義的」，「一定の範囲におけるプロフェッショナル的な状況における活動」，「活動への準備」，「繰り返しの要素」を含む[56]，と説明している。実践の中では，「行為の中のリフレクションは，これらのいくつかのモードの中では，実践者の＜わざ＞の中心に位置づけられており，この＜わざ＞を通して，実践者は厄介なまでに「多様な」実践状況に対応できる」[57]とし，「行為の中のリフレクション」によって多様な実践状況に対応できるとショーンは述べる。これは，「行為の中のリフレクション」が，実践の中でどのように進められるか，をよく説明している。「行為の中のリフレクション」は，行為内に止まるものではなく，実践全体に影響を及ぼす専門職の実践を支える＜わざ＞である，と考えられる。

新人看護師が少しずつ経験を重ね，一人で実施する範囲が増えていく過程の中で「行為の中のリフレクション（reflection-in-action）」を繰り返し，「行為についてのリフレクション（reflection-on-action）」も重ねることを想定すると，新人看護師の行為の未熟さも含めてリフレクションの対象となり，その支援は新人看護師の指導上重要な課題になる。新人看護師の未熟な実践の中で，どのようなリフレクション支援が可能なのか，わが国へのリフレクションの広がりをふまえ，次節で検討する。

3．リフレクションの支援と新人看護師の指導上の課題

3.1．わが国へのリフレクションの広がり

わが国に，リフレクションが知られるようになったきっかけの一つに，ショーンの著書「The Reflective Practitioner: How Professionals Think in Action」が佐藤・秋田（2001）により邦訳[58]されたことがあげられる。ショーンの提示する新たな専門家の考えは，教育の分野，看護の分野などで徐々に広がっていった。ただし，それに先行した1990年代半ばから，授業研究分野では「授業リフレクション」が試みられるようになっており，藤岡完治（2000）は，「授業リフレクションは，一定の手続きを踏まえた教師の反省を取り入れた授業研究方法を指す」としたうえで，「吉崎静夫の『再生刺激法』[59]，稲垣忠彦らの『授業カンファレンス』[60]，藤岡信勝の『ストップ・モーション』[61]，藤岡完治らの『カード構造化法』[62]，澤本和子らのそれらを組み合わせた方式[63]」を紹介し，ショーンの考えの影響があったと言及している[64]。最近では，コルトハーヘンのリフレクション支援のための「ALACT モデル」を活用した教員養成の実践に関する研究[65]や生涯教育分野でのメンタリング[66]などが展開し，リフレクションの導入が広がっている。

看護教育の分野では，2000年代はじめから徐々に知られるようになり[67]，田村ら（2005）によるサラ・バーンズ，クリス・バルマンの「看護における反省的実践」に関する訳書[68]や看護教育の実践研究[69]，東めぐみ（2009）の「看護リフレクション入門」[70]などがある。田村らの研究には，リフレクションスキル（自己への気づき，表現，クリティカルな分析，評価，総合）やGibbsのリフレクティブサイクル[71]が引用され，看護学生対象にリフレクションスキルを修得する教育方法が提案されていた。東（2009）は，看護実践事例の語りを聴く方法で検討する事例研究の方法を提案していた。

リフレクションに関連したこれらの研究のリフレクションのすすめ方をみ

ると，対話を基本にしながら，実践者の気づきや第三者のアドバイスによってリフレクションを進める「授業リフレクション研究」や「事例研究」などのアプローチと，「リフレクションスキル」や「リフレクティブ・サイクルの枠組み」にそって，リフレクションが促されるように指導するアプローチの２つに分けられ，看護教育では後者の方法が目につく。どちらのアプローチによっても，リフレクションの促進役が必要であることは共通しており，例えば澤本（1996）の「授業リフレクション研究」の「対話者」は，「授業者の『鏡役』となること」，「授業者の思いがことばとなっていない部分を，自身のことばで表現できるようにするための手助けをすること」[72]という役割をとり，藤岡（2000）の「プロンプター」は，「文字通り促進者という意味であって，授業者が自分の授業について語るのを促進する」[73]役割をとる，とされる。ジル・ニコルス（2011）は，「専門職的学習の一形態としてのメンタリングの中核にあるのは，単に耳を傾けることよりも，観察したり，実際にやってみたり，感想を述べたり，質問をすることを通してこそ個人はよく学ぶのだという確信である」[74]と述べている。

以上のリフレクションに関連する研究から，新人看護師のリフレクション支援については，「対話者」や「プロンプター」，「メンター」などをキーワードに，検討することが有用であろう。また，前述したように新人看護師の未熟な実践におけるリフレクションの特徴も踏まえる必要があると考える。

3.2. 新人看護師への指導上の課題　―先行研究から―

新人看護師教育は，企業内教育で取り入れられることが多いOJT（職場内研修）とOffJT（集合研修）[75]の組みあわせによる教育形態が一般的であり，とりわけOJTによる指導者（プリセプター）からの「指導」が，新人看護師の看護実践に対する直接的な指導の中心となる。

そもそも「指導」とは，「（学習指導は）教師－教材－子どもの三肢関係において，この関係の主軸をなすものは子どもの学習活動であり，教師はいわばガイド役としてこれを導くにすぎないとの意味合いをもつ」のように，学習者をガイドすなわち「導く」側面が強調されている[76]。本研究が対象とする新人看護師は，実践経験の中で思考を重ねる学習者であると同時に，主体的に学び続ける生涯学習者でもある。未熟さゆえに方向を見失いがちな新人看護師の実践をサポートしながら，望ましい方向に学習を導くという意味では，「ガイド」がまさに適切な「指導」の意味である。したがって，「学習指導」の例にしたがって，「指導は，学習者が主体的に学ぶ過程において，実践を通じた学習を導くこと」と定義する。その上で，以下の新人看護師への指導について検討を進める。

新人看護師への指導上の課題について，最近の動向を先行研究から捉えるために，2008年以降の条件で，「新人看護師」，「指導」，「支援」をキーワードにデータベース「医学中央雑誌 Web（Ver.5）」と「JDream Ⅲ」（2013年12

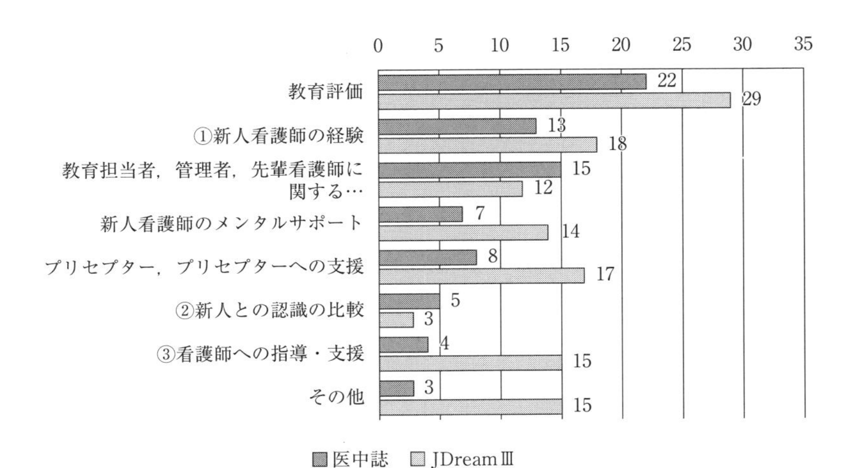

図Ⅰ-2　新人看護師・指導・支援をキーワードに2008年以降の国内抄録つき原著論文の検索結果（2013，12月）

＊①から③の研究目的分野を検討対象とした。

月検索）で抄録つき原著論文を検索し，新人看護師の指導に関わる研究223件を研究目的別に８つに分類した（図Ⅰ-２参照）。そのうち，①新人看護師の経験や②認識，③指導・支援を直接扱った研究を選択し，２つのデータベースの重複を整理して残った53件を対象に検討した。

まず，①「新人看護師の経験」に関する研究29件（重複３件を整理）のうち，新人看護師の思い，困難，辛い経験，欲しい支援を明らかにした研究が18件と半数以上を占めた[77)78)]。他に，救命救急領域に勤める新人看護師が期待する支援[79)]，手術室の新人看護師の思い[80)]，精神科病棟の新人看護師の体験[81)]，社会人経験をもつ新人看護師の困難[82)]，などは，部署や個人の持つ背景の特徴に合わせた支援の研究があり，さらに，看護技術の修得過程[83)]，自己成長[84)]に関するものなど，学びの過程を明らかにした研究もあった。これらの研究は，配属部署の特徴も含め，新人看護師が多くの実践上の課題に取り組み，満足できる看護が実践できない困難感を抱えていることが明らかにされ，そこで求められる支援は，困難に押しつぶされずに努力を継続できるような精神的な支えと実践の両方の指導を必要としていることが示唆された。

次に，②「新人との認識の比較」に関する研究では，新人看護師と新人看護師以外の認識を比較した研究が７件（重複１件を整理）あり，「指導」を介した相互の認識のずれが報告されていた。また，看護師養成（看護基礎教育）での学習成果に関する新人看護師と指導者の認識を比較した研究[85)]，先輩看護師と新人看護師の思いとズレに関するレビュー[86)]，看護師像のギャップ[87)]，の研究があった。これらの研究では，指導者，新人看護師双方の遠慮や自信のなさが要因となって相互交流が進まず，また，既習の学習内容の理解に関する認識のずれが生じていることが明らかにされていた。これは，指導者にとってはできて当たり前のことが，新人看護師にはできないことがあることを意味し，指導上のコミュニケーションを阻む，軽視できない問題と考えられた。

さらに，③「新人看護師の指導・支援」に関する研究18件（重複1件を整理）は，技術指導や総合的な支援までの範囲で，新人看護師との関わりを詳細に分析し，効果的な指導を検討していた。新人看護師へのOJTに限定した支援を点滴静脈内注射の技術指導の場面を通して明らかにした研究[88]や新人看護師への支援を通して学んだ指導方法や経験知（秘訣）を語り合う研修でのグループワークの成果を分析・統合した研究[89]，急性期病棟という切迫した状況の中で展開する看護実践の中で，教育役割を与えられていない中堅看護師の指導，助言を構造化した研究[90]が報告されていた。中には，指導者自身の価値観にとらわれすぎないことに言及していた研究があり，新人看護師に指導者の考えを押し付ける傾向があることを分析していた。

新人看護師の指導に関する研究から検討対象として選択した53件の研究に限定しても，上で述べたような多様な切り口でテーマが選択されており，指導上の課題の捉え方が多用であることを示していると考えられた。あえて，53件に共通する新人看護師への指導上の課題をあげるとすれば，それは，指導者と新人看護師の間の相互理解，すなわち，コミュニケーション上の課題に集約されると考える。なぜなら，新人看護師の内面（新人看護師の経験に関する研究），新人看護師と指導者の認識のズレ（新人との認識の比較に関する研究）を明らかにすることに一定の研究関心が集まり，かつ，新人看護師の指導・支援（新人看護師の指導・支援に関する研究）については，指導者の関わりが詳細に分析され，新人看護師へ価値観の押し付けを避けることなどが述べられていたためである。新人看護師への指導におけるコミュニケーションについて，「新人看護師の指導・支援に関する研究」のこれらの成果を活かしながら，新人看護師への指導方法を検討する方向性が考えられる。

4．本論文の研究目的と方法

Ⅰ章ではこれまで，今日の新人看護師が専門職としての看護実践能力を修得する際に，自ら実践する看護のリフレクションを通じて修得することが望ましく，指導者にはリフレクションを支援する指導を行うことが望まれることを述べてきたが，本論文の大きなテーマである「新人看護師が将来にわたって『看護ができる人』になるための指導を明らかにする」視点から，本研究の目的と方法を整理して述べる。図Ｉ－３には，新人看護師のリフレクション支援の概念図を示した。

4.1. 新人看護師のリフレクション支援の概念枠組みと研究目的

わが国の新人看護師教育は，「新人看護職員研修」という教育体制を整備し，離職を予防すると同時に，専門職としての「臨床実践能力」，すなわち，「看護実践能力」の基礎を修得する方向性が明確に示された。しかし，

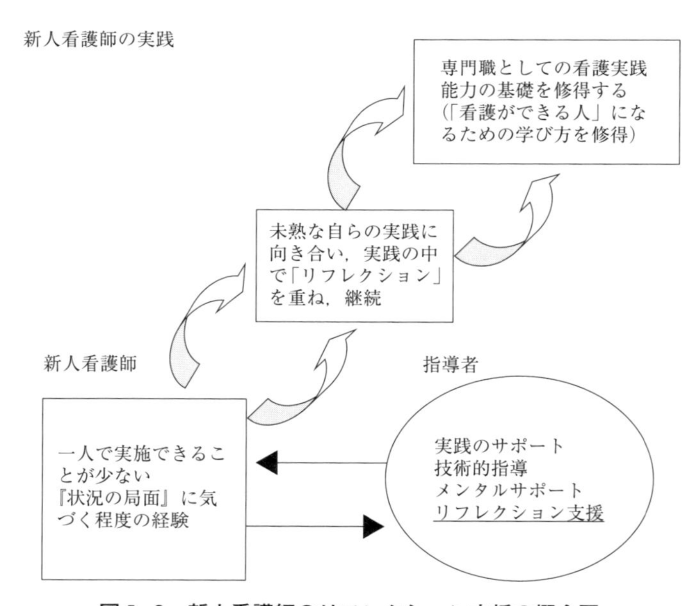

図Ｉ－3　新人看護師のリフレクション支援の概念図

現状では，看護実践能力の本質的な議論が少なく，ガイドラインに示された100項目余りの研修内容を網羅的に修得することが目標となりがちである。

看護実践能力は，新人看護師が自らの看護実践に向き合う中で，ショーン（2007）の述べる「行為の中のリフレクション（reflection-in-action）」あるいは「行為についてのリフレクション（reflection-on-action）」[91]をくり返し，看護実践の中にある「知」の獲得とその精緻化，言い換えれば「実践の認識論」[92]の発展を支援することが重要である。なぜなら，新人看護師がめざす専門職としての看護実践能力の本質は，「技術的合理性」[93]の枠内で捉えきれない「実践の中の知」にあり，それによりあらゆる状況に対応できる「専門職としての看護実践能力」の修得につながると考えられるからである。加えて，新人看護職員研修ガイドライン[94]，松谷（2010）[95]によるところの「統合」は，リフレクションの意味と重なり，「統合」こそ本質的な看護実践能力を修得する学習機会と捉えられる。このように，新人看護師は，いわば「看護ができる人」になるための学び方を修得している，といってもよいだろう。

一方，新人看護師の実践は，一般に未熟である。ベナー（2005）は「……ドレイファスモデルで『状況の局面』と呼んでいる，『繰り返し生じる重要な状況要素』に気づく（あるいは指導者に指摘されて気づく）ことができる程度に状況を経験したレベル」[96]にあるため，「『状況の局面』を理解するためには実際の臨床状況を前もって経験しておく必要がある」[97]という。このような段階にある新人看護師は，実践の未熟さに伴ってリフレクションも未熟になることが想定される。リフレクションのレベルについて，Goodman（1984）は3つの「リフレクションレベル」[98]を，Lee（2005）は「省察的思考の深さを評価する3つの基準」[99]を示し，Lee（2005）は教育実習生のリフレクションを評価した結果を報告していた。しかし，リフレクションは評価を伴った段階で，評価のためのリフレクションになりかねず，リフレクション本来の意味を失ってしまうことが危惧される。未熟な実践の中にある知が，経験と共に熟達していくことに期待をもちながら，リフレクションを継続することにこそ意義があると考えたい。

本論文では，新人看護師のリフレクションを支援する指導者の役割に注目し，効果的な指導方法を明らかにすることを目的とする。先行研究からは，新人看護師との間で十分なコミュニケーションを図り，「対話」を駆使して，新人看護師の「鏡役」になることが必要と考えられるが，新人看護師のリフレクションに関する研究の中で，リフレクションの構造を解明した研究[100)]は報告されているものの，新人看護師のリフレクションを支援する指導に着目した研究は，管見の限り見当たらない。この分野での研究を進めていくことは，「新人看護職員研修」下での指導者の役割が重視される中，指導方法を模索する指導者への重要な提言となる。

小山（2003）より引用[101)]した図序-2にも示されているように，学習の継続性からみた場合，看護師養成（看護基礎教育）と継続教育（現任教育）をつなぐ「架け橋」が新人看護師教育であり，その後の成長の基盤となる重要な教育である[102)]。多様な教育背景をもつ新人看護師一人ひとりの専門職としての学習と成長を支える役割が，指導者には求められる。

4.2. 研究方法

本研究は，新人看護師への指導の効果を明らかにすることを目的にするため，指導対象となる新人看護師と指導を実施する指導者を研究対象とし，指導が行われる臨床の場での調査およびインタビューやアンケート調査を併用する。分析方法は，質的および量的なデータの特性に合わせて選択して用いるが，特に臨床の場での調査は指導の分析を行う必要があるため，教育工学的アプローチの授業研究の方法論を援用する。

授業研究は，吉崎（2012）によれば「わが国の教育工学は（中略），学校や社会が抱えている教育課題を効果的・効率的に解決することを目指してきた。その中核的なテーマの一つが『授業研究』であった。」[103)]として，「授業改善」や「カリキュラム開発」，「教師の授業力量形成」，「授業についての学問的研究の進展」を目的としている[104]という。さらに，研究領域として「授業設計（授業デザイン）」，「授業実施」，「授業分析・評価」，「授業改善」，「学習環境」，「教師の授業力量形成」，「授業研究の方法」の７つがまとめられている[105]。指導の分析を必要とする本研究の場合，「授業実施」，「授業分析・評価」の領域を参照することが可能と考えられる。ただし，OJTの中の指導場面を教室における授業と同等に捉えることは難しいと考えられるため，指導場面における学習成立に注目したうえで分析する必要がある。分析結果を統合し，新人看護師のリフレクションを支援する指導モデルを提案する。

注

1）保健師助産師看護師法および看護師等の人材確保の促進に関する法律の改正（2009，７月）

2）平尾真知子（2003）『4　日本における看護教育の歴史的変遷，小山真理子編集，看護教育講座１，看護教育の原理と歴史』医学書院，69.

3）前掲書　2），72.

4）前掲書　2），75. オルト少佐は，ジョンズ・ホプキンズ大学看護学校を卒業し，エール大学で再教育を受けた。戦前はメソジスト宣教師として朝鮮に派遣され，看護教育にあたった。

5）前掲書　2），75-79.

6）杉森みど里（1999）『看護教育学　3版』医学書院，84.

7）前掲書　2），78-79.

8）日本看護学教育学会，データベース資料，保健師助産師看護師学校養成所指定規則に定められた教育内容の変遷，http://www.jane-ns.org/document/changesrule.pdf

9）厚生労働省（2003）『看護基礎教育における技術教育のあり方に関する検討会報告書』http://www.mhlw.go.jp/shingi/2003/03/s0317-4.html

10）厚生労働省（1995）『インフォームド・コンセントのあり方に関する検討会報告書』http://www.umin.ac.jp/inf-consent.htm

11）文部科学省（2011）『大学における看護系人材養成の在り方に関する検討会 最終報告』http://www.mext.go.jp/b_menu/shingi/chousa/koutou/40/toushin/__icsFiles/afieldfile/2011/03/11/1302921_1_1.pdf
12）前掲書　11），参考資料.
13）日本看護系大学協議会（2012）『看護系大学の教育等に関するデータベース報告書（2011年度状況調査結果）』2.
14）文部科学省（2008）『「学士課程教育の構築に向けて」中央教育審議会答申』http://www.mext.go.jp/b_menu/shingi/chukyo/chukyo0/toushin/1217067.htm
15）前掲書　11）.
16）厚生労働省（2010）『政策レポート　平成22年４月から新人看護職員研修が努力義務となります』http://www.mhlw.go.jp/seisaku/2010/01/04.html
17）前掲書　16）.
18）厚生労働省（2011）『新人看護職員研修ガイドライン』http://www.mhlw.go.jp/bunya/iryou/oshirase/dl/130308-1.pdf
19）前掲書　18）.
20）神原裕子他（2008）国内外における看護実践能力に関する研究の動向―　看護基礎教育における看護実践能力育成との関連―『目白大学健康科学研究』１，149-158.
21）松谷美和子他（2010）看護実践能力：概念，構造，および評価『聖路加看護学会誌』14-2，18-28.
22）前掲書　21），23.
23）前掲書　18），8.
24）前掲書　18），9-10，12.
25）中村雄二郎（1992）『臨床の知とは何か』岩波書店，70-71.
26）日本看護協会（2007）『看護にかかわる主要な用語の解説　―概念的定義・歴史的変遷・社会的文脈―』日本看護協会，12.
27）山田礼子（1998）『アメリカの専門職養成　プロフェッショナルスクール』玉川大学出版部，27.
28）M・E・リッチモンド他（著），田代不二男（編訳）（1974）『アメリカ社会福祉の発達』誠信書房，68.
29）前掲書　27），27.
30）前掲書　27），27.
31）葛西敦子，大坪正一（2005）：看護職の専門職性を構成する概念，弘前大学教育学部紀要，93，90.
32）前掲書　6），7-8.
33）池川清子（1991）『看護　生きられる世界の実践知』ゆみる出版，16.
34）日本看護協会『資格認定制度，認定看護師・専門看護師・認定看護管理者』http://nintei.nurse.or.jp/nursing/qualification/cn　日本看護協会は，特別の教育課程で学び認定試験に合格した看護師に，「認定看護師（21分野）」と「専門看護師（11分野）」の認定している。
35）日本看護協会『看護職の役割拡大の推進，特定行為に関わる看護師の研修制度の法制化に向けて』http://www2.inbox.com/search/resultsc.aspx?q=%E7%89%B9%E5%AE%9A%E7%9C%8B%E8%AD%B7%E5%B8%AB&tbid=80566&aff=2104&tp=pts&iwk=262<=3「特定看護師」という一部の医行為を，特定の条件で行うことが可能な看護師の資格認定の準備を進めた。
36）保健師助産師看護師法：http://law.e-gov.go.jp/htmldata/S23/S23HO203.html
37）パトリシア・クラントン（著），入江直子・三輪建二監訳（2004）『おとなの学びを創る　―専門職の省察的実践をめざして』鳳書房.
38）相山委都子（2013）『看護における実践と研究　看護科学研究学会の省察的実践』鳳書房，27.
39）前掲書　38），29.
40）橋本鉱市（2009）『専門職養成の日本的構造』玉川大学出版部，11.
41）前掲書　40），12.
42）前掲書　40），13-14.
43）三井さよ（2004）『ケアの社会学』勁草書房，53-54.
44）ドナルド・A・ショーン（著），柳沢昌一・三輪建二（監訳）（2007）『省察的実践とは何か　プロフェッショナルの行為と思考，1・2章』鳳書房，3-75.
45）前掲書　44），70-71.
46）前掲書　44），v.
47）澤本和子，お茶の水国語研究会（1996）『わかる楽しい説明文授業の創造　―授業リフレクション研究のススメ』東洋館出版社，149.
48）前掲書　44），v.
49）早川操（1994）『デューイの探究教育哲学　―相互成長をめざす人間形成論再考―』名古屋大学出版会，221.
50）ジョン・デューイ（著），松野安男（訳）（1975）『民主主義と教育（上）』岩波文庫，222.

51）前掲書　50），230.
52）藤井千春（2010）『早稲田大学学術叢書５　ジョン・デューイの経験主義哲学における思考論　―知性的な思考の構造的解明―』早稲田大学出版部，73.
53）前掲書　52），65-66.
54）前掲書　49），2.
55）前掲書　49），221-222.
56）前掲書　44），62.
57）前掲書　44），65.
58）ドナルド・A・ショーン（著），佐藤学・秋田喜代美（訳）（2001）『専門家の知恵　反省的実践家は行為しながら考える』ゆみる出版.
59）吉崎静夫（1995）授業における子どもの内面過程の把握と授業改善，水越敏行・梶田叡一編『授業研究の新しい展望』明治図書.
60）稲垣忠彦（1986）『授業を変えるために―カンファレンスのすすめ』国土社.
61）藤岡信勝（1986）ストップモーション方式による授業研究の方法，学事出版.
62）藤岡完治（1995）授業者の『私的言語』による授業分析　―カード構造化法の適用―，水越敏行・梶田叡一編『授業研究の新しい展望』明治図書.
63）前掲書　47）.
64）藤岡完治（2000）『関わることへの意志　教育の根源』国土社，148-149.
65）F・コルトハーヘン（著），武田信子（監訳）（2010）『教師教育学　理論と実践をつなぐリアリスティック・アプローチ』学文社.
66）ジル・ニコルス（著），渡邊洋子・吉田正純（監訳）（2011）『第12章　メンタリング―「教える」わざ・「学ぶ」わざ，ピーター・ジャービス（編），生涯学習支援の理論と実践「教えることの現在」』明石書店，256-257.
67）藤井さおり，田村由美（2008）わが国におけるリフレクション研究の動向『看護研究』41-3.
68）サラ・バーンズ，クリス・バルマン（編著），田村由美ほか（監訳）（2005）『看護における反省的実践　専門的プラクティショナーの成長』ゆみる出版.
69）中田康夫，田村由美ほか（2004）基礎看護実習におけるリフレクティブジャーナル上での教師と学生の対話『神戸大学医学部保健学科紀要』20，77-83.
70）東めぐみ（2009）『看護リフレクション入門』ライフサポート社.
71）前掲書　69），123.
72）前掲書　47），72-73.
73）前掲書　62），151.

74）前掲書　66），256-257.
75）日本教育工学会編（2000）『教育工学事典，OJT，OffJTの項』実教出版，18.
76）広岡亮蔵編（1977）『授業研究大事典』明治図書，173. 教授と学習指導と授業の項.
77）唐澤由美子ほか（2008）就職後１ヵ月と３ヵ月に新人看護者が感じる職務上の困難と欲しい支援『長野県看護大学紀要』３(10)，79-87.
78）赤塚あさ子（2012）急性期病院における新卒看護師の職場適応に関する研究　勤務継続を困難にする要因を中心に『日本看護管理学会誌』16(2)，119-129.
79）中山由美（2011）新人看護師が期待する指導者からの支援：救命救急領域に勤める新人看護師のインタビューを通して『大阪府立大学看護学紀要』17(1)，55-64.
80）千田寛子他（2012）手術室新人看護師が抱く困難と対処法『Kitakanto Med J』３，277-286.
81）高瀬敏子他（2011）精神科救急において新人看護師が抱く戸惑い　効果的な指導のあり方『日本精神科看護学会誌』54(2)，106-110.
82）高野真由美他（2012）社会人経験を有する新人看護師の就労継続に関連する要因就労６ヵ月の困難感と取り組み『川崎市立看護短期大学紀要』17(1)，19-27.
83）小田みどり（2010）入職後10カ月までの看護技術習得に影響を与える新人看護師の認識，『神奈川県立保健福祉大学実践教育センター教員養成課程看護教員養成コース看護教育研究集録』35，92-97.
84）高橋佳苗（2009）新人看護師の臨床実践能力の向上に向けて―自己成長過程から教育支援を考える―『日本看護学会論文集 看護教育 』39，148-150.
85）永田文枝他（2008）看護基礎教育の充足状況に関する意識調査　新卒看護師，プリセプターナース及びプリセプターナース支援者の比較から『日本看護学会論文集：看護管理』38，333-335.
86）鈴木文香（2011）臨床における新人看護師と先輩看護師の思いとズレ　―2005～2010年の文献レビューから―『神奈川県立保健福祉大学実践教育センター教員・教育担当者養成課程看護コース看護教育研究集録』36，170-177.
87）丸田通子・立石和子（2009）新人看護師と指導者間の看護師像のギャップ―効果的な指導を目指して―『日本看護学会論文集 看護教育』39，51-53.
88）小澤知子（2012）教育担当者のOJTにおける教育的支援について　―新人看護師の点滴静脈内注射技術指導場面をとおして―『第42回日本看護学会論文集：看護管理』115-118.
89）柳井田恭子他（2010）新人看護師支援の秘訣とその構造　新人看護師支援者の実

践から看護を可視化する『日本看護学会論文集：看護教育』40，66-68.

90）柳澤美香（2010）急性期病棟における中堅看護師の新人看護師に対する助言・指導の構造『日本赤十字看護学会誌』11(1)，9-17.

91）前掲書　44)，55-62.

92）前掲書　44)，71.

93）前掲書　44)，31-49.

94）前掲書　18)．

95）前掲書　21)．

96）パトリシア・ベナー（著），井部俊子（訳）（2005）『ベナー看護論　新訳版　―初心者から達人へ―』医学書院，18.

97）前掲書　96)，18.

98）Goodman（1984）Reflection and teacher education: a case study and theoretical analysis『Interchange』15-3, 9-26.

99）Lee，H-J（2005）Understanding and assessing preservice teachers' reflective thinking『Teaching and Teacher Education』21，703.

100）奥野信行（2009）新卒看護師の看護実践プロセスにおけるリフレクション　―臨床経験6ヶ月までの思考様式について―『日本看護学会論文集，看護教育』40，345-347.

101）小山真理子（2003）『看護教育の原理と歴史』医学書院，2.

102）日本看護協会（2012）『継続教育の基準 ver. 2』8. http://www.nurse.or.jp/nursing/education/keizoku/pdf/keizoku-ver2.pdf

103）吉崎静夫（2012）『授業研究と教育工学』教育工学選書6，日本教育工学会監修，水越敏行・吉崎静夫・木原俊行・田口真奈，ミネルヴァ書房，i.

104）前掲書　102)，1-7.

105）前掲書　102)，20-28.

Ⅱ章　新人看護職員研修のもとで指導を受ける新人看護師の経験からの学び

——新人看護師９名のインタビューから——

１．はじめに（本章の目的）

高等教育を終え，社会的な役割を果たすべく新社会人として巣立つ様々な職種の中で，「看護職」は早期に専門職としての実践能力が求められる傾向がある。十分な実践能力をもたないまま，高度医療が展開される現場に適応できない場合は，早期離職に至る場合が少なくなく，医療を担う人材確保の大きな課題として注目されてきた[1)]。これに対し，新人看護職員としての一年間を看護実践能力の基礎を習得する時期として明確に位置付け，到達目標を明示した「新人看護職員研修事業」[2)]が2010年４月から始まり（努力義務化），看護教育は職業内教育強化の新たな段階に入ったといえる。

「新人看護職員研修」は，研修ガイドライン（厚生労働省，2010）が公表されている。これには，「すべての医療機関で研修を実施することができる体制の整備を目指して作成された」，「研修の企画・立案に際して活用されることを期待する」[3)]と記されており，ガイドラインの基本的な考え方，研修プログラムの立案，目標や評価，指導者の育成などで構成されている。ガイドラインの公表は，看護実践能力が習得しにくくなった[4)]（厚生労働省，2007）現状を踏まえ，実践の場で丁寧に能力を育成する教育体制を整える方向性を示したことになろう。一方で，新人看護師にとっては，働きながら学ぶ立場が制度上保障されたことになり，サポートを受けながら看護実践能力の基礎を習得するという目標に向かって学ぶことが可能になったと考えられる。このような教育環境の整備は，新人看護師の看護実践能力の習得にどのような影響を及ぼすのか，期待とともに注目が高まる。中でも，本格的な看護実践経験のなかで何を，どのように学ぶのかは重要なテーマといえる。従来，看護実践経験の少なさを補うことに関心が向けられてきた観があるが，本来は経験の質，すなわち，経験からの学びの質こそが重要である。本章はそのような立場から，新人看護職員研修における看護実践経験からの学びの様相を明らかにする。

看護職を対象とした経験からの学びに関連する先行研究には，パトリシア・ベナー（2006），松尾他（2008）などがある。パトリシア・ベナー（2006）は，ドレイファスの技能習得モデル（1980，1981）が看護に適用できるか否かについての系統的な調査を行い，5つの看護実践の習熟度レベル（初心者，新人，一人前，中堅，達人）の特徴を報告した。その際，「経験に学ぶ」ことを重視し，「経験は専門的技能を得るための必要条件である」[5]と述べている。松尾他（2008）は，看護師を対象とした調査を行い，キャリア発達段階ごとに経験の内容とそこから得られた学びを明らかにし，初期（最初の5年間），中期（6～10年目），後期（11年目以降）の経験と学びを明らかにした[6]。松尾（2006）には，営業，プロジェクト・マネジメント，コンサルティングの領域における熟達者の経験学習を分析した報告もある[7]。

これらの研究から，看護実践に習熟する過程において，「経験からの学び」が重視されていることが分かる。また，経験を重ねるための一定の時間と習熟が関連していることが読み取れる。新人看護師という経験の浅い段階の学びの特徴もここでは明らかにされているが，筆者は，刻々と変化する今日の医療現場や社会の変化による影響を考慮して教育に反映させる必要がある，という立場をとる。例えば，研修下での学びを明らかにする意義もそこにあると考える。

新人看護師を対象とした経験からの学びに関連する研究には，中野他（2004）や奥野（2010）がある。中野他（2004）は，看護基礎教育卒後2年間にわたる縦断調査を9名の協力者に実施し，臨床実践能力に影響する要因と取り組みを明らかにした。影響要因は，「経験を積むことや失敗をすること」，「知識や技術をつなぐような先輩の教え」，「上司・先輩・同僚などからほめられたり，自分の行為が認められること」の三つを抽出した[8]（取り組みは省略）。新人看護師は，経験を積み重ねる過程で，先輩の教えや認められることを重視していたとする。奥野（2010）は，新人看護師の看護場面の参与観察とインタビューによって，新人看護師の看護実践プロセスにおけるリフレクションのあり様を明らかにしているが，その際奥野（2010）は，新卒（人）看護師を「ショーン（ドナルド・A・ショーン：筆者付記）の提唱する反省的実践家モデルの専門家と捉え」，「複雑で不確定な実践状況において問題解決に取り組み，その経験から学ぶ主体として考える」[9]とし，経験から学ぶ主体的な存在と明確に位置付けている。新人看護師が主体的に学ぶことについては，異なった解釈が可能な研究もあり（パトリシア．ベナー，2005[10]，中野ほか，2004[11]），主体が経験からの学びの中にどのように現れるかは注目すべき視点である。

さらに看護学生を対象とした教育に，安酸（1996）は「経験型実習教育」を提唱している[12]。安酸が示す「経験型実習教育における授業過程モデル」では，学生が直接経験したことの意味を，教師の援助を受けながら探究する過程が構造化され，デューイによる「直接的経験（『経験』としての経験）」から「反省的経験（『理性』としての経験）」（早川，1994）[13]への深化の過程が援用されている。学習課題提示型の実習とは異なる，学生のあるがままの経験から知を探究する教育方法の提案は，当時の看護教育界の中で，主体的に学ぶ能力の育成をめざす先駆的な提案だったといえる。

今日の新人看護師に視点を移したときに，かつてほど経験から学ぶ機会に恵まれないまま就職する現状がある。前述した安酸のモデルは，今日の新人看護師の指導にも多くの示唆を与えるものといえる。ただし，新人看護師は看護学生とは異なり，責任を担いながらOJTの中で学び，その指導者は通常業務も担う先輩看護師である。安酸によるモデルを参照しつつ，今日の新人看護師の経験からの学びに沿った支援を検討する必要がある。

以上をふまえ，本章の目的を「新人看護職員研修下で指導を受ける新人看護師の看護実践経験からの学びおよびその成長過程を２度（９か月と12か月）のインタビューから明らかにする」こととする。本章で明らかになる成果は，新人看護師の教育方法にとどまらず，看護基礎教育との連携にも示唆を与えることが期待できる。また，新人看護職員研修の教育プログラムの参考資料を得ることにもなる。

２．研究方法

2.1. 調査対象・方法

「新人看護職員研修」を導入し，新人看護師教育プログラムをもつ病院に勤務し，教育担当者の指導のもとで計画的に教育が進められている新人看護師を対象とした。対象となった新人看護師が所属する２病院は，複数の診療科を有する総合病院だった。

調査期間を2011年12月～2012年３月とし，データ収集は，同意の得られた新人看護師に，９か月目（12月）と12か月目（３月）の２度インタビューを行った。時期の選択は，９か月目（12月）は半数以上の新人看護師がフォローを必要としなくなり，一人で実践する経験が増える時期と推測されること（福井，2009）[14]，12か月目（３月）は一年間の研修期間が終了する時期であることを考慮し，看護実践経験からの学びが時間的経過を踏まえて語りやすい時期と判断した。インタビューの場所は，プライバシーを確保し，落ち着いて話すことができるよう配慮した。インタビューに要する時間は，１回につき30分程度とした。データは許可を得て録音した。

新人看護師の日常の看護実践経験からの学びをとらえるために，新人看護師が看護実践経験を具体的に想起することが望ましいと考えたため，インタビューに際しては，最近（一週間以内）の看護実践経験の中で，印象に残った場面を新人看護師自身があらかじめ最大５場面選び，印象に残った理由の簡単な記述を依頼した。インタビューでは，その場面の経験について印象に残った理由，看護実践経験から得た気づき，考えたこと，そして，指導者の関わりとの関連をとらえるために受けた（受けている）指導の内容を聞いた。また，本インタビューでは，ホルスタイン，グブリアム（2004，p.54）[15]の「どんなインタビュー状況も，それがどれほど形式化され，限定され，あるいは標準化されていようとも，インタビューの参加者のあいだの相互行為に依存しているのである」を参考に，新人看護師の語りに合わせて，研究者が相槌をうち，発言を促す言葉をかけた。可能な限り発言は制限せず，自由に語ってもらった。

倫理的配慮として，所属する施設の施設長，看護部長へ研究協力の依頼を行い，許可を得た。その後，新人看護師へ研究の概要，協力についての説明を文書で行い，口頭で説明したのちに同意書を交わした。本研究は，「日本女子大学ヒトを対象とした実験研究に関する倫理審査委員会」において承認を得た。

2.2. 分析方法

９か月目（12月）と12か月目（３月）のそれぞれの録音データの逐語録を繰り返し読み，看護実践経験に関連するデータとして判断して抽出したデータの塊にコードを付与した。コードを比較しながら，共通事項があるグループごとに仕分け，カテゴリーを構築した。さらに，カテゴリー間の相互作用や相互関連をとらえるために，メリアム（2004）[16]を参照して図に表した。分析結果の妥当性は，看護教育に携わる研究者２名にスーパーバイズを受け確保した。

2.3. 対象者の背景および看護実践経験の傾向

対象となった新人看護師９名の背景は次の通り。女性９名，平均年齢22.7歳で，勤務する病棟は，病棟（消化器外科，脳神経外科，泌尿器科，循環器科，内分泌科，呼吸器内科，循環器内科，循環器外科，腎臓科，血液内科，２科併設も含む）７名，その他２名だった。看護体制は，２病院とも７対１体制[17]をとっており，新人看護師教育プログラムをもち，プリセプターシップ[18]を導入していた。夜勤を開始した時期は６月～11月で，12か月目には全員が夜勤の一人立ちに至っていた。

新人看護師が看護実践経験の中で印象に残った場面は，最大５場面までの記述を依頼したが，２場面から５場面の範囲で記述があり合計56場面だった。その中には看護実践場面以外の記述（たとえば，指導を受けた場面など）が存在したため，インタビューの中で印象に残った理由を尋ねながら看護実践との関係を問い，明示化をはかった。関連が薄い場合は分析対象から除外した。表Ⅱ-１は，分析対象となった「印象に残った看護実践場面」を簡潔な表現に整理したものである。うまくいかなかった経験と判断できる場面は，１名を除く８名が記述しており，全体の半数近くの場面（56場面中26場面で，表内の網掛け部分）を占めていた。患者および家族との関わりについて，患者の回復や急変の場面に遭遇したこと，一人でできることが増えたことなどが記述されていた。

３．結果

インタビューデータは，次の２段階で分析した。

最初に，データからコードを抽出し，サブカテゴリー，カテゴリーの順に抽象度をあげて，整理した。カテゴリーは【　】で示し，理解しやすさのために901（９か月目の１）や1201（12か月目の１）のようにインタビュー時期が識別できる番号を付与した。

表Ⅱ-1　新人看護師が印象に残った看護実践場面

新人看護師	9か月（12月）					12か月（3月）			
	場面1	場面2	場面3	場面4	場面5	場面1	場面2	場面3	場面4
A	ナースコール対応時，待たせてしまった	患者の家族の不安に対応しきれなかった	急変時に何も対応できなかった	気管内吸引時，患者に話しかけたこと		術後の患者に表情が出てきたこと	清拭時のプライバシーに配慮できなかったこと	OP出し時，不安に配慮できなかったこと	
B	患者にあなたの笑顔で癒されるといわれた	患者が腰をあげられるようになったこと	血管確保の刺し替えを繰り返したこと	申し送りがうまくできなかったこと	気管内吸引がうまくできなかったこと	急変時の対応が頭ではわかっていてもできなかった	入院時のアナムネ聴取時，説明や聴取がうまくできた		
C	患者が急変したこと	長期入院の患者の退院				CV挿入の介助	患者への説明に自信がもてなかったこと	報告時，ポイントを絞って説明できた	
D	家族が面会に来ていた時の患者の表情	点滴の自己抜去が予防できなかったこと	患者の履物をそろえたこと			生活リズムを整える援助を実施したが，うまくいかなかった	他のスタッフとの連携が悪く，右麻痺の患者の不安感を募らせた		
E	夜勤勤務から日勤への申し送りがうまくできなかった	夜勤時の急患対応ができなかった				ナースコール対応時に厳しい言葉を返してしまった	急患の患者への対応がうまくできなかった		
F	患者の退院	全身清拭時に反応がよくなったこと	ターミナル期の患者との穏やかな時間	患者指導の場面での患者の緊張感を実感		若い患者の急激な死を経験したこと	急激に認知症の症状が現れた患者の変化	会話がなかった患者がありがとうと言葉を発したこと	置手紙をしたら患者が大切に持っていたこと
G	長期入院の患者が退院したこと	排泄介助時に患者が動けなくなった	発語できない患者とのコミュニケーション	コミュニケーションのきっかけを掴んだ（将棋）		患者さんへのあいさつ	患者が一人で歩行し，転倒したこと	輸液ルートの間違い	認知症の患者さんとの会話
H	コミュニケーションがうまくできない	全身清拭などの工夫の必要性	適切な観察ができない			心肺停止状態で入院した患者の家族への対応	腹部膨満の症状のアセスメントが正確にできなかったこと		
I	患者の家族と手浴をしたこと	療養環境を整えられなかった	胃瘻介助が自力で実施できた	点滴ボトルの間違い	OP出し，OP受けが一人でできた	点滴の自己抜去	効率よく業務が進められるようになったこと		

次に，カテゴリー間の関連を図に表した。これは，メリアム（2004）による「ここで大切なのは，カテゴリーの枠組みはすべてを語らないということ，つまり現象についてまだ理解されるべきことがあるということに，調査者がいつ気づくかということである。（中略）これを試みる一番良い方法のひとつは，カテゴリー同士がどう関連しあっているのかを視覚化してみることである」[19]を参照した。視覚化によって関連し合うと判断したカテゴリーのまとまりには，ローマ数字を付与した。

インタビュー内で「先輩看護師」という表現で語られた対象は，プリセプターとプリセプター以外の先輩看護師を含んでいる。いずれも，指導に直接関わった看護師として「先輩看護師」の表記を用いた。

3.1. 9か月目（12月）のカテゴリー（表Ⅱ-2，図Ⅱ-1参照）

データから140コードが抽出され，11カテゴリーに整理された。コード，サブカテゴリー，カテゴリーの一覧を表Ⅱ-2に示した。図Ⅱ-1には，カテゴリーの上位のまとまりを視覚化し表した（左側）。

【901. 余裕がなく予想外の出来事に対応できない】と**【902. 指示通りに実施する】**の2つのカテゴリーは，共に新人看護師が***Ⅰ. 余裕のない実践状況を意識化***している状況を表している。

【901. 余裕がなく予想外の出来事に対応できない】のカテゴリーは，3つのサブカテゴリーからなり，決められた業務範囲外のことには目を向けにくく，とくに急変時のような緊急性を帯びた事象には対応できないという認識を表している。また，**【902. 指示通りに実施する】**は，5つのサブカテゴリーからなり，指示されたことの内容を吟味するよりも，実施することへ意識を集中させる状況を表しており，場合によっては，患者の徴候の変化に気づかず実施する場合もある。

【903. 不安を抱えつつ一人立ちをめざす】，【904. 評価，責任感に動機づけられた主体的な学習】，【905. 対象，状況に合わせることを学ぶ】，【906.

表Ⅱ-2　9か月目（12月）のカテゴリー

	カテゴリー		サブカテゴリー	コード
Ⅰ	901	余裕がなく予想外の出来事に対応できない	業務をこなすことに追われる	業務に振り回される，業務に追われる
			業務量の多さに余裕がもてない	実施で精一杯，余裕のない毎日，時間も業務もコントロールできない，予想以上の業務量，時間配分の難しさ
			急変時は慌てる	急変時に慌てる，急変時の対応がわからない，右往左往するばかり
	902	指示通りに実施する	考えずに実施する	深い意味を考えない
			イメージで患者を捉える	患者は暗い気持ち，患者をイメージでとらえる
			言われた通り実施する	困っていない，自信がもてないまま実施，指導のとおりにする，自信はないがなんとかやれる
			決められた通り実施する	指摘されたことをこなす，忘れないように気を遣う，抜けないように注意する
			変化の徴候に気づかない	徴候に気づけない，注意力が途切れる，観察項目がもれる，徴候を見落とす
Ⅱ	903	不安を抱えつつ一人立ちをめざす	一人でできるようになりたい	早く一人前になりたい，少しずつ一人前になりたい，一人でできる喜び
			技術の習得を進める	苦労して技術を習得，先輩との違いを意識，習得方法の獲得，一人で練習する
			一人立ちへの成長の喜び	一人立ちを意識，一人立ちを意識した行動をとる，一人でできるようになったことがある
			一人立ちの日が近づいている	一人立ちの許可をもらう，一人立ちが近い
			一人立ちにはまだ届かない	一人立ちは難しい，一人立ちの自信はまだない
			夜勤の一人立ちの不安	夜勤の一人立ちの不安
	904	評価，責任感に動機づけられた主体的な学習	積極的に学ぶ	しっかり勉強しなくちゃ，必要な勉強は自分から，がんばらなくちゃ
			できることから始める	できることをやる，できることから始める
			責任の自覚	トラブル（ルート管理）に接して責任の重さを実感する，看護師としての責任を実感，責任の重さを再認識する，
			他者評価を気にする	患者からの評価を意識，他の新人看護師を気にする，できない焦り
	905	対象，状況に合わせることを学ぶ	患者に合わせたケアを考える	ケア方法の詳細な理解，患者に合わせた工夫，ケアのとらえ方の変化，手順・ルーチンから離れる
			予測の必要性を学ぶ	悪化を予測，危険の予測が困難，行動予測の方法の習得，予測する看護の考え方を学ぶ，予測して行動できない
	906	実践経験で看護の理解が深まる	経験するとよくわかる	経験するとわかる，経験によってわかる，経験直後の指導はよくわかる
			何回か経験するとつながる	経験をもとに理解が深まる，一度の経験だけではわからない，経験とともに理解する，経験とともに考えがつな

				がる，最初はできない
			実際に見るとわかる	ドレーンの意味がわからない，医師の説明でわかる，学生の時，点滴を受けている患者の経験はない，失敗経験で気づく
			失敗経験をきっかけにわかる	失敗経験で気づく
			失敗経験を次に活かす	つぎに生かす，失敗を次にいかす，失敗経験を活かす
Ⅲ	907	患者，家族の思いに接近する自己を知覚	患者の前で緊張する	患者と接する緊張，苦痛，そばに行きたくない
			伝える努力をする	笑顔で接する，伝わる伝え方が大切，思いが伝わらない経験
			患者の思いを受け止める	患者への負担を悔やむ，患者の苦痛を感じる，回復の喜びを共有
			家族を含めた関係づくりの必要性	家族の存在が大きい，家族を含めて看護の対象
	908	生命との向き合い方に混乱がある	生命の危機と向き合う	ハイリスクな治療に関わることへの不安，生命と向き合う緊張感，正しい知識をもつ必要性
			死と向き合う	死を前に無力さを実感，死の受け止めの混乱，混乱の解消
	909	未熟な自分を知る	患者・家族の反応から未熟さを自覚	患者の言葉で未熟さを自覚，患者への申し訳なさ，家族の反応で未熟さを自覚
			先輩と比べると未熟	先輩と比べ未熟
			未熟さに落ち込むことがある	未熟さに気づく，未熟さに関心が向く，未熟さを自覚し滅入る
			未熟で患者に申し訳ない	未熟で患者に申し訳ない
Ⅳ	910	先輩の支援に助けられる	先輩をモデルとする	先輩を模倣する，先輩から看護の考え方，姿勢を学ぶ，先輩看護師の語りから学ぶ，先輩をみて学ぶ
			先輩の丁寧な指導を受ける	先輩によるチェック，丁寧な先輩の指導，先輩の指導を生かす，丁寧な指導を実感，先輩のアドバイスが学びを深める
			先輩のサポートに助けられる	先輩のサポートを実感，いつでも支援を申し出る，安心できる指導体制，先輩への確認が必須，先輩に助けを求めやすい，あいまいな知識を先輩に補ってもらう，自分の考えに自信がない
	911	仲間として認められているかが気がかり	早く認められたい	できたことをアピールする，先輩となじむ，一スタッフとして認められる
			先輩との関係づくりに戸惑う	先輩の指導の食い違いに戸惑う，一年生は邪魔

実践経験で看護の理解が深まる】の４つのカテゴリーは，新人看護師が***Ⅱ．実践方法を学ぶ自己を意識化***している状況を表している。

【903. 不安を抱えつつ一人立ちをめざす】は，６つのサブカテゴリーからなり，新人看護師が一年間で習得すべき103項目の看護技術の習得が進むに従い，一人で実施する機会が徐々に増えるが，一人立ちするには自信がなく，不安を抱えつつも一人立ちを目指して努力する姿を表している。また，**【904. 評価，責任感に動機づけられた主体的な学習】**は，４つのサブカテゴリーからなり，他の新人看護師との比較や患者の反応，そして看護師としての責任感をきっかけに，学習を動機づけられる状態を表している。さらに，**【905. 対象，状況に合わせることを学ぶ】**は，２つのサブカテゴリーからなり，手順やルーチンなどの決まった方法で実施するだけでなく，対象や状況に合わせて臨機応変に対応することの必要性を認識した状況を表している。**【906. 実践経験で看護の理解が深まる】**は，５つのサブカテゴリーからなり，看護の場で具体的な経験を重ねることや失敗経験からの気づきが，看護実践状況や実践方法の理解を深めると実感している状況を表している。新人看護師として業務についてから初めて経験することが多く，経験をもとに説明を受けると理解が深まることを実感し，特に，失敗経験による学びが大きいと認識している。

【907. 患者，家族の思いに接近する自己を知覚】，**【908. 生命との向き合い方に混乱がある】**，**【909. 未熟な自分を知る】**の３つのカテゴリーは，ともに***Ⅲ. 看護実践の意味を問う***思考の存在がうかがえ，看護の意味や価値にこだわりをもつ様子を表している。

【907. 患者，家族の思いに接近する自己を知覚】は，４つのサブカテゴリーからなり，患者との関わり方に悩みながら徐々に患者の立場に思いを寄せるようになって，家族の思いにも触れ，患者や家族の立場からみた看護師としての自己を知覚し始めている。**【908. 生命との向き合い方に混乱がある】**は，２つのサブカテゴリーからなり，生命の危機的局面に看護師としての自らの行為が及ぼす影響の大きさに緊張感や責任感を感じる一方で，死に直面すると，死そのものをどのように受け止めていいのか，混乱が生じるこ

とを表している。**【909. 未熟な自分を知る】**は，４つのサブカテゴリーからなり，先輩のレベルで看護が実践できない自分の能力を未熟さとしてとらえている。そのような自分が看護することで患者に迷惑をかけていると否定的にとらえているが，反面，質の高い看護を志向する思いが存在していることを表している。

【910. 先輩の支援に助けられる】，**【911. 仲間として認められているか気がかり】**の２つのカテゴリーは，***Ⅳ. 先輩看護師からの支援と評価の意識化***を表している。

【910. 先輩の支援に助けられる】は，３つのサブカテゴリーからなり，新人看護師が，先輩看護師をモデルとしながら，その直接的指導に支えられ，助けられていると認識していることを表している。**【911. 仲間として認められているか気がかり】**は，２つのサブカテゴリーからなり，指導を受ける先輩看護師の評価を気にしながら，先輩看護師との関係づくりに気を遣う状況を表している。

3.2. 12か月目（３月）のカテゴリー（表Ⅱ-３，図Ⅱ-１参照）

９か月目（12月）と同様に，データから185コードが抽出され，11カテゴリーに整理された。その結果は，表Ⅱ-３に示し，カテゴリーのまとまりの視覚化は，図Ⅱ-１に示した（右側）。カテゴリーの表記は９か月目（12月）と同様である。

【1201. 一人で実践できることが増えている】，**【1202. 決められていることはできる】**，**【1203. 実践経験の積み重ねが看護の知識をつなげる】**の３つのカテゴリーは，看護技術の習得に伴って一人で実践できる範囲が拡大し，実践経験の積み重ねとともに知識がつながっていることを実感する，***Ⅴ. 一人で実践する自己を意識化***する状況を表している。

【1201. 一人で実践できることが増えている】は，６つのサブカテゴリーからなり，観察，情報の取捨選択，判断など，実践に必要な能力が身に付

表Ⅱ-3　12か月目（3月）のカテゴリー

		カテゴリー	サブカテゴリー	コード
Ⅴ	1201	一人で実践できることが増えている	患者の捉え方が定まる	患者の反応の意味を考える，患者の捉え方の広がりを自覚，患者の捉え方の変化を自覚，など
			観察の視点が定まる	正確に観察できる，観察の目的を理解しておく必要性を実感，観察ポイントの理解が進む，など
			重要な情報がわかる	共有すべき情報が選択できる，情報の伝え方がわかる
			実践レベルが上がる	重症患者を任される，重症患者にも対応できる，重症患者の看護を担いつつある，など
			一人で実践できることが増える	一人での実施を任される，一人で実施できることが増える
			一人で判断できることが増える	自分で判断する，一人で実施できないことの判断が重要，優先すべきことを判断する
	1202	決められていることはできる	与えられた課題に精一杯取り組む	技術習得に必死になる，複雑な病態の把握に必死になる，できることを精一杯やる，など
			計画的に業務を進める	時間内に業務が終了できる，業務の計画的な見通しがもてる，時間短縮，余裕をもって行動できる
			予測のむずかしさ	リスクを回避する方法を学ぶ，ミスから学ぶ方法について指導を受ける，転倒の予測ができない，症状の変化を予測することの重要性を認識，ミスの繰り返しから予測のむずかしさを知る，など
	1203	実践経験の積み重ねが看護の知識をつなげる	経験の繰り返しが理解を深める	経験を繰り返しながら工夫する，同じパターンの経験をくり返して理解が深まる，など
			経験に関連して知識がつながる	経験が知識の細部をつなげる，経験後に知識がつながる，実践経験が貴重な学習の機会になる，見ることに勝る理解の方法はない，気づきが増えたことを自覚
			経験を次の実践につなげる	実践結果をもとに改善方法を考える，学生時代の記憶から考えるヒントを得る
			先輩の実践モデルに学ぶ	先輩のモデルを取り入れた経験を積み重ねる，先輩の実践モデルから気づきを得る，など
Ⅵ	1204	不十分なことがたくさんあって一人立ちできない	勉強が足りない	頑張りが足りない可能性を感じる，これまで以上の勉強が必要，自立には勉強が足りない
			知らないことが多い	覚えることが多すぎて覚えきれない，知らないことが多い
			一人でできないことがある	観察ポイントの不足がある，重症患者は一人では担えない
			自己の課題を自覚している	終末期患者への関わりに課題がある，伝え方の課題を自覚，多様な視点で考えることができない，一人立ちの課題に気づく，現状の自己課題を認識，実践上の課題に自ら気づく
			一人立ちには至らない	一人立ちには不十分な能力を自覚，一人立ちまでには至らない，一人立ち半ばを自覚

			緊急対応は一人では困難	急変時の対応に慣れない，救命処置介助はうまくできない，慌てると考えが追いつかない，など
			経験が少ない処置は覚えられない	処置の経験は少ない，経験が少ないと習得が難しい，機会が少ない処置の経験による達成感
	1205	迫られる一人立ちへの不安	自信はまだない	自信がないまま実践を重ねる不安，知識の正確さに不安を感じる，など
			一人では不安	一人立ちを迫られる焦り，一年目は覚えることが多すぎる，一人立ちへの焦りと恐怖，など
Ⅶ	1206	看護の価値を共有する	病状の回復を共有できる喜び	回復の喜びを実感，複雑な症状の患者の回復を実感する喜び
			看護のやりがい	やりがいを感じる，やりたい看護を実践できる充実感
			目標とする看護に出会う	丁寧な看護実践に感動する，患者の思いを尊重する看護実践に傾倒する，など
			看護を共有する仲間に参入する	患者の死に伴う感情をスタッフで共有する，看護スタッフの一体感に支えられる，みんなで考えて看護を共有する，みんなで看護する一体感を感じる
	1207	多忙な業務と患者の思いとの間で葛藤する	患者の気持ちを軽視してしまう	うっかり見逃す患者の思い，患者を我慢させていることに気づかない，業務に慣れても，患者の気持ちを置き去りにする，患者の気持ちを考えなくなっていることを自覚，患者ではなく病気を見ている
			業務をこなすことに関心が向く	業務をこなすことを優先する，限られた時間で「仕事をこなす」，業務時間内にできることが限られる，患者一人にかける時間が限られる，するべきことに気を取られすぎる自己を自覚，など
			患者の思いを大切にできない	必要な看護はわかるが余裕がなくてできない，多忙で患者の意向にそえない，忙しさを理由にする罪悪感，家族の思いを大切にできなかった後悔
			患者，家族の心にギアチェンジ	患者の立場から感じ取ることの必要性を再認識，患者の立場にたつ視点の芽生え，患者の立場から考えることの重要性を知る，患者の真意を掴むことの重要性を知る，など
	1208	人間の生命にかかわる役割の重さを痛感	看護師として担うべき責任を実感	担う責任の重さに身が引き締まる，一人立ちに伴う責任の実感，担う責任の重さの負担感，など
			生命の危機に関わる緊張感の苦しさ	患者の命を預かる怖さを知る，生命を脅かすミスへの恐怖感，生命の危機と隣り合わせの緊張感が続く
	1209	自分の看護について考える	看護実践を考える	考えることを重視する指導を受ける，考えることを重視する，何をするべきか考える必要がある，など
			看護師間のコミュニケーションの重要さ	カンファレンスから，看護師間のコミュニケーションの重要性を知る，情報伝達のずれのリスクに気づく，伝え方による認識のずれの可能性に気づく，伝え方を考える，伝えることの難しさに気づく
			ほどほどで十分	わかっているが，努力できない，自分の変化を感じない，学

				習意欲がわかない，自己学習はしない，厳しく指導される予感，勉強は二の次
			自分の目標に向かう	将来進む方向に悩む，目指していた看護とのギャップに苦しむ，新人同士で支え合う，主体的な努力を重ねる学習姿勢，目標をもって看護に取り組む，恐怖感をしのいで自己の目標に向かう
			患者から学ぶことが重要	患者からエネルギーをもらう，患者や家族から関わり方を学ぶ，患者との関わりが重要
			患者との距離感の難しさ	患者の突然の死を受け止めきれない，感情のコントロールのむずかしさを実感
	1210	先輩への複雑な気持ち	先輩への信頼がゆらぐ	先輩からの信頼を疑う，先輩とのコミュニケーションが不得手，先輩とのコミュニケーションをとろうと努力する，望ましくない先輩の行動に不信感をもつ
Ⅷ	1211	先輩の承認と支援を実感	先輩に認められることが支えになる	先輩に認められる，先輩に認められ，安心する，先輩からの承認が意欲につながる，先輩の承認による成長の実感，先輩の承認が増える
			先輩からの期待を感じる	先輩からの期待を実感，先輩の励ましに元気づけられる，先輩の肯定的な評価を受ける
			先輩のサポートを実感する	先輩へも相談する，急変時の十分なサポート体制，処置は先輩の指導のを受ける，先輩看護師からのサポートを実感，ミスは先輩がカバーしていたことに気づく
			先輩の指導が理解を深める	先輩の指摘を工夫に活かす，指導から気づきが増えていることを実感，先輩の指摘から理解を深める，先輩の指導で考えられる，主体的に考えることを先輩に促される，など
			先輩の業務支援を通じた安心感	先輩からの情報提供に関心をもつ，業務の共有を通した先輩との信頼関係の深まり

き，一人で実践可能な範囲が広がったと認識していることを表している。**【1202. 決められていることはできる】**は，３つのサブカテゴリーからなり，ルーチンワークなどの決められていることについては確実に実施できるが，予測不可能な事態への対応は難しいと認識していることを表している。**【1203. 実践経験の積み重ねが看護の知識をつなげる】**は，４つのサブカテゴリーからなり，経験の積み重ねが看護実践の理解を深め，個々の知識をつなぐことに気づいた状況を表している。

【1204. 不十分なことがたくさんあって一人立ちできない】，**【1205. 迫られる一人立ちへの不安】**の２つのカテゴリーは，***Ⅵ. 自信をもって実践でき***

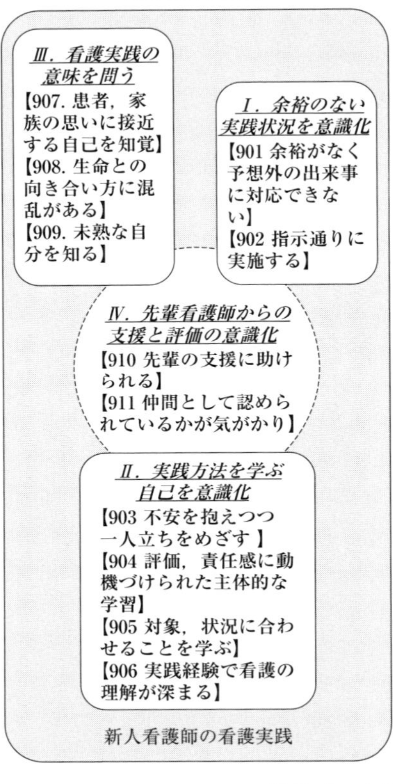

図Ⅱ-1　カテゴリーの関連図

ない不安の自覚を表し，実践範囲が拡大する一方で，実践能力には課題が多く，低いレベルにあると認識していると考えられる。

【1204. 不十分なことがたくさんあって一人立ちできない】は，7つのサブカテゴリーからなり，プリセプターとともに行う到達度評価によって，勉強不足や自己の課題を明確に自覚しているため，一人立ちに際して不安感が伴う状況を表している。**【1205. 迫られる一人立ちへの不安】**は，2つのサブカテゴリーからなり，一年間の研修期間の終了に関連して，**【1204】**にも

示した目標が達成できない不安や先輩のサポートがなくなることへの不安を表している。

【1206. 看護の価値を共有する】, **【1207. 多忙な業務と患者の思いとの間で葛藤する】**, **【1208. 人間の生命にかかわる役割の重さを痛感】**, **【1209. 自分の看護について考える】**, **【1210. 先輩への複雑な気持ち】**の5つのカテゴリーは，看護実践経験のなかでさまざまな喜び，充実感，葛藤，生命の重さなどを感じながら，***Ⅶ. 看護の意味を模索し，見出す***思考が働いている状況を表している。

【1206. 看護の価値を共有する】は，4つのサブカテゴリーからなり，患者の回復や看護の価値を共有する仲間の存在とそこから多くの刺激を得る自己を自覚する状況を表している。また，**【1207. 多忙な業務と患者の思いとの間で葛藤する】**は，4つのサブカテゴリーからなり，患者の思いに沿う看護がしたいのに，多忙さなどから思いに沿えない現実の間で葛藤する状況を表している。**【1208. 人間の生命にかかわる役割の重さを痛感】**は，2つのサブカテゴリーからなり，人間の生命の重さ，自分が担う責任の重さをリアルな現実の中に見出し，実感していることを表している。**【1209. 自分の看護について考える】**は，6つのサブカテゴリーからなり，実践した看護について考えるように指導を受け，考え，多様な視点から看護の意味を捉えようとしているが，中には価値を見いだせない場合もあることが表されている。**【1210. 先輩への複雑な気持ち】**は，1サブカテゴリーからなり，先輩からの助言や指導内容，看護者としてのあり方などに疑問を感じて，信頼が揺らぐ経験をもとに，先輩に対し複雑な心境をいだいていることを表している。

【1211. 先輩の承認と支援を実感】は，***Ⅷ. 先輩の承認と支援を実感***していることを表している。

【1211. 先輩の承認と支援を実感】は，6サブカテゴリーからなり，先輩の直接的な指導に加えて，新人看護師への承認や期待を表明されるというコミュニケーションを通じて，精神的な支援を実感していることを表してい

る。新人看護師は，先輩から承認される機会が増えるにつれ，自信を得て，成長を実感していると考えられる。

4．考察

9名の新人看護師が取り上げた「印象に残った看護実践場面」（表Ⅱ-1参照）の内容は，日常生活援助場面や検査，与薬に関わる一般的な看護実践に関わる記述であり，失敗経験を半数程度含んでいる点でも新人看護師の看護実践経験を捉えるデータとして偏りがなく，適切な範囲にあると考えられる。以下では，新人看護師の看護実践能力の向上という視点から，新人看護職員研修下での看護実践経験からの学びを考察する。

4.1．新人看護師の看護実践経験からの学び（図Ⅱ-1参照）

9か月目（12月）と12か月目（3月）の「看護実践経験からの学び」のカテゴリーの視覚化による関連図を参考に，時期ごとの学びの特徴は以下のようにまとめられる。

9か月目（12月）の新人看護師は，実践に余裕がなく，実践することに精一杯で，どちらかといえば看護の「方法」を覚えて，一通り実施できるようになることに関心を向けている（***Ⅰ．余裕のない実践状況を意識化，Ⅱ．実践方法を学ぶ自己を意識化***）。また，自己の看護実践が対象にどのような意味をもたらすのか，を問いつつ，看護師としての自己のあり方についても考え始めているが，問いや答えを十分解明できず，混沌とした状況にあると考えられる（***Ⅲ．看護実践の意味を問う***）。これらの状況にある新人看護師は，先輩看護師から支援を受けて実践が成り立っていることに自覚的で，評価を受けていることについても意識している（***Ⅳ．先輩看護師からの支援と評価の意識化***）。

3か月後の12か月目（3月）の新人看護師は，看護技術の習得とともに一人で実践できる範囲が広がり，実践経験を積み重ねることで知識がつながると認識（***Ⅴ．一人で実践する自己を意識化***）し，看護実践の世界を読み解く様々な知識がつながりつつある。一方で，一人で対応できない課題を自覚しているために，不安を抱え（***Ⅵ．自信をもって実践できない不安の自覚***），自信が伴わない実践も経験している。このような，不安定ではあるが一人で担う看護実践経験が増え，新人看護師が自己の実践とその結果について思考する機会を得て，経験から導かれる新たな認識を生んでいる（***Ⅶ．看護の意味を模索し，見出す***）。そして，先輩看護師の指導に加えて，実践を承認される経験を通じて，成長や自信を得ている（***Ⅷ．先輩の承認と支援を実感***）。

以上のまとめの結果から，それぞれの時期の学びの特徴を対比すると，経験を積み重ねた12か月目のほうが，一人で実践する機会が増え，実践について思考し，より本質的な看護の学びを得ている（*Ⅴ*，*Ⅶ*）ことが理解できる。この学びを支援したのは先輩看護師（*Ⅳ*，*Ⅷ*）であり，さらにいえば「新人看護職員研修」（厚生労働省，2010）[20]という制度が教育の基盤を支えている。

では，新人看護師の学びは，どのような移行過程を辿ったのだろうか。9か月目（12月）の段階では，新人看護師は看護の「方法」を覚える，すなわち看護技術の習得に対して関心を持つ傾向があった（*Ⅱ*）。おそらく，このことは，「新人看護職員研修」で「一年間で習得することが望ましい看護技術103項目」の習得が目指されていることと関連があり，新人看護師と先輩看護師が共有する目標達成へ向けた成果の一部として了解できる。

新人看護師の関心が看護技術の習得に向けられる時，そのまなざしは学び手としての自己や道具へ向けられるのは必然的である。生田（1987）は，「わざ」の習得プロセスにおける学習者の認識の変化を「つまり『形』の教授（学習）それ自体への注目から，それ以外のものへと自らの注目を移していき，その世界全体の意味連関を身体全体を通して整合的に作り上げていくのである」[21]と述べている。ここから，新人看護師が，看護の対象へと注目を移し看護実践世界全体をまとまりをもって認識する時，看護技術の習得は，その通路としての役割を果たす可能性を示唆する。これが，９か月目(12月）の看護実践経験からの学びの最も重要な特徴と考えられる。

12か月目（３月）になると，看護技術の習得が進み，一人で実践できる範囲が拡大している。知識がつながり（*V*），看護の意味を見いだす思考につながる（*Ⅶ*）カテゴリーのまとまりは，上述の生田（1987）を実証し，本研究で定義した看護実践能力の向上を示す結果となっている。また，一人で実践する経験の積み重ねに関わって，デューイの直接的経験，反省的思考に関する主張を早川（1994）より参照すると，そこでは，「（略）直接的経験が未分化の統合された状態で，あるがままの状態であるからであり，まさにそこに『与えられていること（givenness)』こそ直接的経験の特徴だからである。『私』という主体的自我が経験のなかに現れてくるのは，統合された未分化な相互作用を反省的思考によって何らかの具体的意図でもって識別しようとする段階においてである」[22]と述べられている。12か月目（３月）のカテゴリーのまとまりには，反省的思考段階に至る新人看護師の主体的自我の現れの過程が推測できる。さらにいえば，奥野（2010）は新人看護師を「経験から学ぶ主体」ととらえたうえで「行為の中のリフレクション」の構造を明らかにした[23]が，新人看護師がショーンの述べる「行為の中のリフレクション」[24]によって専門職としての実践知の探究を進めるためには，経験の中の『私』の現れに注目する必要がある。それが，今回の研究で明らかになったと考えられる。パトリシア・ベナー（2005）は，「新人とは，かろうじて及第点の業務をこなすことができるレベルであり，ドレイファスモデルで『状況の局面』と呼んでいる，『繰り返し生じる重要な状況要素』に気づく（あるいは指導者に指摘されて気づく）ことができる程度に状況を経験したレベルである」[25]と述べたが，それ以上の成長段階を示唆していた。新人看護師が一年間の研修を終える時期に現れた研修の成果として，実践経験の反省的思考段階への移行が起こったと判断することが可能であり，12か月目（３月）の学びの特徴は反省的思考の芽生えと表現することができる。

4.2. 新人看護師が先輩看護師から受ける支援

先輩看護師から受ける支援は，9か月目（12月）と12か月目（3月）のいずれの時期にも抽出されたカテゴリー（*Ⅳ*，*Ⅷ*）である。9か月目（12月）には直接的支援，12か月目（3月）には承認が加わるという支援内容の変化を意識しており，7－1で述べた新人看護師の学びの経過に対応した意図的な関わりが見て取れる。すなわち，看護技術の習得に関心が向いている時期には，直接的支援を，実践経験の反省的思考段階では見守りと承認が行われたと考えられ，それらの支援により新人看護師の成長が支えられたことが理解できる。また，ここでの支援は，当然とはいえ，先輩看護師と新人看護師とのコミュニケーション過程である（911，1211）ことがわかる。

パトリシア・ベナー（2005）は，「新人看護師には臨床での助言が必要」[26]と明言している。先輩看護師の支援について，看護実践経験からの学びと関連づけて明らかにし，効果的な支援を検討することは，新人看護職員研修の継続と発展に寄与する意義があるが，新人看護師へのインタビューデータを対象とする本研究の範囲では限界があり，今後の課題となる。

本研究の今後の方向性は，新人看護師の看護実践経験からの学びに見出された反省的思考過程，すなわち，リフレクションを考慮した支援を検討することにある。田村ら（2008）は，看護・看護研究におけるリフレクションの意義について論述する中で「経験からの学びを基盤にするリフレクションは，看護師のレベルにかかわりなく，自己の成長への学びを得る最適の方法である」[27]と述べ，「リフレクションに必須のスキル」や「フレームワーク」を示している。このようなリフレクションの進め方を明示的に示しているのは，教師教育においては，澤本（1996）の教師の力量形成をめざす授業リフレクション研究[28]や藤岡（2000）のカード構造化法[29]などがある。これらの研究成果を参照しつつ，新人看護師の専門職としての成長の支援のあり方を看護実践経験とつなぐことを今後のめざすところとしたい。

5．結論

新人看護師９名への２度のインタビューから，看護実践経験からの学びおよび成長過程について，次のことが明らかになった。

看護実践経験からの学びは，９か月目（12月）11カテゴリー，12か月目（３月）11カテゴリーが抽出された。９か月目（12月）には，看護実践経験は看護の「方法」を覚えること，すなわち看護技術を習得することに関心が向けられる傾向にあるが，12か月目（３月）には看護の意味を見いだす思考の存在が明らかになった。このことは，新人看護師が看護実践世界全体をまとまりをもって認識する過程で，看護技術の習得が通路としての役割を果たし，続いて反省的思考段階に至る主体的自我の現れによって，看護の意味を見いだす学びが導かれると解釈できた。先輩看護師は，新人看護師の学びの過程に対応した支援を行い，それらの支援により新人看護師の成長が支えられたと考えられた。

残された今後の課題は，先輩看護師の支援について，看護実践経験からの学びと関連づけて明らかにし，効果的な支援を検討することである。

注

1）厚生労働省（2009）『新人看護職員研修の現状について』http://www.mhlw.go.jp/shingi/2009/04/dl/s0430-7b.pdf
2）厚生労働省（2010）『新人看護職員研修について』http://www.mhlw.go.jp/bunya/iryou/oshirase/100210.html
3）厚生労働省（2011）『新人看護職員ガイドライン』http://www.mhlw.go.jp/bunya/inyou/oshirase/dl/130308-1.pdf
4）厚生労働省（2007）『看護基礎教育の充実に関する検討会報告書』http://www.mhlw.go.jp/shingi/2007/04/dl/s0420-13.pdf
5）パトリシア・ベナー（著），井部俊子（監訳）（2005）『ベナー看護論　新訳版』

医学書院.
6）松尾陸他（2008）看護師の経験学習プロセス：内容分析による実証研究『札幌医科大学保健医療学部紀要』11，11-19.
7）松尾陸（2006）『経験からの学習　プロフェッショナルへの成長プロセス』同文館出版.
8）中野康子，張替直美，小林敏生（2004）新卒看護師の臨床実践能力向上に影響する要因と取り組みに関する縦断的研究『山口県立大学看護学部紀要』８，99-107.
9）奥野信行（2010）新卒看護師は看護実践プロセスにおいてどのように行為しつつ考えているのか：臨床現場におけるエスノグラフィーから『園田学園女子大学論文集』44，55-75.
10）前掲書　５）.
11）前掲書　８）.
12）安酸史子，藤岡完治ほか（1996）『学生とともに創る　臨床実習指導ワークブック』医学書院.
13）早川操（1994）『デューイの探究教育学　相互成長をめざす人間形成論再考』名古屋大学出版会.
14）福井トシ子（2009）新卒看護師の基本的看護技術習得状況に関する実態調査『看護管理』19(4) 245-261.
15）ジェイムズ・ホルスタイン，ジェイバー・グブリアム（著），山田富秋他（訳）(2004)『アクティブ・インタビュー　相互行為としての社会調査』せりか書房.
16）シャラン・メリアム（著），堀薫夫・久保真人・成島美弥（訳）(2004)『質的調査法入教育における調査法とケーススタディ』ミネルヴァ書房，276.
17）日本看護協会　看護実践情報，看護政策「７対１入院基本料」の創設，患者７名に対して１名の看護師を配置する基準．http://www.nurse.or.jp/nursing/practice/seisaku/index.html
18）永井則子（2009）『プリセプターシップの理解と実践　新人ナースの教育法３版』日本看護協会出版会.
19）前掲書　16)，276.
20）前掲書　２）.
21）生田久美子（1987）認知科学選書14『「わざ」から知る』東京大学出版会，131.
22）早川操（1994）『デューイの探究教育学　相互成長をめざす人間形成論再考』名古屋大学出版会．28.
23）前掲書　９）.

24) Schön, D. (1983)『The Reflective Practitioner How Professionals Think in Action』Basic Books.
25) 前掲書　5), 18.
26) 前掲書　5), 20.
27) 田村由美, 津田紀子 (2008) リフレクションとは何か　その基本的概念と看護・看護研究における意義『看護研究』41-3, 171-196.
28) 澤本和子, お茶の水国語研究会編 (1996)『わかる・楽しい説明文授業の創造　授業リフレクション研究のススメ』東洋館出版社, 149.
29) 藤岡完治 (2000)『関わることへの意志』国土社, 229-234.

Ⅲ章　新人看護師教育に関わる看護師が認識するリフレクションの効果

1．はじめに（本章の目的）

新人看護師をめぐる，新人看護師の看護実践能力の臨床現場との乖離[1)]，リアリティショック[2)]，早期離職[3)]について，あるいは，「新人看護職員研修」が努力義務化（保健師助産師看護師法及び看護師等の人材確保の促進に関する法律の改正，2009）されたことなど，ここまでに繰り返し述べてきた。本章では，その中で重要な役割を果たす「指導者」に焦点をあて，リフレクションに関わる「指導者」の認識を明らかにすることを通じて，効果的なリフレクションの支援について考えていく。

看護教育が専門職者として自律的に学び続ける生涯学習者の育成を目標とする時，新人看護師教育は看護基礎教育と看護継続教育をつなぎ，看護実践能力の基礎を習得する重要な時期に位置づく[4)]。そこでの新人看護師の学びは，本格的な看護実践経験からの学びとなり，看護師としての自己を見つめ続ける経験ともなるが，経験からの学びについてはJ. デューイが参考になる。デューイは，経験の本質について詳述する中で「『経験から学ぶ』ということは，われわれが事物に対してなしたことと，結果としてわれわれが事物から受けて楽しんだり苦しんだりしたこととの間の前後の関連をつけることである」[5)]と述べている。さらに，「思考ないし熟慮（reflection）は，われわれがしようと試みることと，結果として起こることとの関係の認識である。思考という要素を何ら含まないでは，意味をもつ経験はありえないのである」[6)]と述べ，経験からの学びは思考なくして存在しないと捉えられている。新人看護師の経験からの学びは，まさにデューイの述べる「思考ないし熟慮」による試みと結果との関係を明らかにすることから生まれる認識と捉えることが可能である。

ところで，デューイの「思考ないし熟慮（reflection）」は，ドナルド・A・ショーン[7]の専門職の実践の認識論として広く知られるようになった「行為の中のリフレクション」や「行為についてのリフレクション」のもとになった考えである。「リフレクション」は，「反省」や「ふり返り」，「省察」とも訳され，近年，看護教育にも，その導入が試みられている。田村・津田（2008）は，「経験からの学びを基盤にするリフレクションは，看護師のレベルにかかわりなく，自己の成長への学びを得る最適の方法である」と述べ，田村は看護基礎教育の基礎看護学に導入した実践事例を報告しているが，定着が難しいことにも触れている[8]。東は，臨床に即した簡便な方法を考案し，臨床看護師によるリフレクション例を報告しているが，「時間や労力はかかるが，実践を分析的にとらえる力とそれを共有して検討していく力をつけていくことが大切」[9]と述べている。

一方，リフレクションは「さまざまな研究者により定義がなされている」[10]こととも関連し，その意味が捉えにくい。加えて，リフレクションのもとになる経験内容は人によりさまざまで，思考は第三者が無造作に入り込める領域ではなく，個人の能力に負うところも大きい。したがって，リフレクションに関する知識や方法を習得することがリフレクションの効果を保障することにはならないと考えられ，新人看護師の場合も例外ではない。新人看護師教育にどのように導入すれば効果的なリフレクションを導くのかについては，このような複雑な課題を踏まえて検討する必要がある。

そこで，新人看護師教育に関わる指導者のリフレクションに関わる指導や認識を手がかりに，効果的なリフレクション支援の方法を検討する。指導者の指導に注目するのは，次のような考えによる。すなわち，①新人看護師が自らの看護実践経験から学ぶ際の指導には，「ふり返り」を促す指導者のリフレクションに関わる実践知が含まれている，②新人看護職員研修における指導者は，①に示した指導の機会が多く，効果的なリフレクションを導く支援を実践している可能性がある，の2点である。Ⅲ章では，新人看護師教育に関わる看護師が，リフレクションをどのように活用し，その効果をどのように認識しているのか，明らかにすることを目的とする。指導者のリフレクションに関する認識が明らかになれば，新人看護師の特徴を踏まえたリフレクションの支援に活用することができると考えられる。

2．研究方法

2.1．研究対象・調査方法

調査対象は，調査協力の得られた2病院の新人看護師教育に関わる看護師126名。調査期間および調査方法は，2012年3月に，自作アンケート用紙を看護部教育担当者へ配布依頼し，留め置き法（1週間程度）にて回収した。回答用紙は各自封筒に封入し，個人が特定されないように配慮し，回収した。回答をもって，協力意志ありと判断した。

アンケートによる調査内容は，個人属性（看護師経験年数，指導役割の種類），リフレクションに関する質問（①リフレクションに関連する教育方法，②リフレクションの効果，③リフレクションへの関心），新人看護師教育の課題について，回答を求めた。個人属性と導入している教育方法以外は，自由記述回答とした。リフレクションについては，日常的な指導に取り入れている「ふり返り」と同意に解釈して回答することも可とした。

尚，倫理的配慮として，対象者に，本研究の目的及び方法，倫理的な配慮などを示した研究説明文書を示し，調査への協力を依頼した。回答は封筒に封入してもらったうえで回収し，対象者のプライバシーを確保した。回答提出をもって，研究同意の意志を確認した。本研究は，「日本女子大学ヒトを対象とした実験研究に関する倫理審査委員会」の審査を受け，承認を得て実施した。

2.2. 分析方法

個人属性は，記述統計とした。自由記述回答の分析には，内容分析の手法を用いた。

クリッペンドルフにおけるホルスティの記録単位の定義「内容をある一定のカテゴリーに分類することによって特徴づけられるような，特定の内容部分」[11]を参考に，一つの意味を表す「文章」,「文節」,「単語」を分析単位とし，意味内容の類似性によりカテゴリーに分類した。また，上野による「(内容分析による手法の）信頼性，妥当性を高める」[12]の論述を参考に，テキストマイニングによる分析を合わせて行い，内容分析の信頼性を検討した。テキストマイニングは，コンピューター利用のテキスト型データの分析方法である。テキストマイニングソフトは，複数開発されているが，本研究ではジャストシステム社の「TRUSTIA」を用いた。「TRUSTIA」を用いた先行研究としては，谷塚ほか[13]などがあり，データの特徴を把握する目的で主題分類分析を用いている。本研究においても，新人看護師の教育に関わる看護師の認識の特徴を把握する目的で，この分析を用いることとした。

3．結果

3.1. アンケート回収率，個人属性，導入している教育方法

アンケートを配布した126名中116名から回答を得た。回収率は，92％だった。

看護師の経験年数は,「３年～37年」の範囲に分布（表Ⅲ-１参照）し,「６～10年」が44％で最も多く，次いで「３～５年」が25％,「11～15年」が13％で，平均経験年数は9.9年（±6.1年）だった。

「指導者」の役割は，新人看護師に直接指導する役割の「実地指導者（プ

表Ⅲ-1　看護師経験年数（N ＝116）

経験年数	1～5	6～10	11～15	16～20	21～25	25～30	31～37
名（%）	29 (25%)	51 (44%)	15 (13%)	14 (12%)	5 (4%)	1 (1%)	1 (1%)

表Ⅲ-2　指導者の役割（N ＝116）

役割	教育担当者	実地指導者	両方	無記入
名（%）	27（23%）	60（52%）	22（19%）	7（6%）

表Ⅲ-3　新人看護師教育に導入している教育方法（N ＝314，複数回答）

導入している教育方法	プリセプターシップ	看護技術評価	シャドウイング	ローテーション研修	その他
該当数	105	103	72	17	17

リセプターとも呼ばれる）」が半数以上を占め，「教育担当者」は23%だった。「両方の役割」を担っているという回答も19%あったが，調査時期に両方の役割を担っているのか，過去の経験も含めた回答なのか，回答からは明らかにできなかった（表Ⅲ-2参照）。新人看護師の教育に導入している方法の設問は，5項目（プリセプターシップ，看護技術評価，シャドウイング，ローテーション研修，その他）から選択するもので，複数回答も可とした。「プリセプターシップ」は105回答で最も多く，「看護技術評価」が103回答，次いで「シャドウイング」は72回答だった。「ローテーション研修」4回答，「その他」10回答と少なく，「プリセプターシップ」，「看護技術評価」，「シャドウイング」の導入が顕著に多かった（表Ⅲ-3参照）。

3.2. 新人看護師のリフレクションに関連する教育方法

新人看護師の教育に，リフレクションに関連する教育方法を取り入れているか，自由記述で回答を求め，88名から回答を得た。その記述を，一つの意味を表す文脈を一分析単位として，意味の類似性にもとづきカテゴリーに分類した結果，13サブカテゴリー，５カテゴリーが抽出された。以下，サブカテゴリーを＜　＞，カテゴリーを【　】で示し，カテゴリーの記録単位数も（　）内に示した。

＜毎日ふり返る＞，＜業務，勤務終了前後にふり返る＞，＜日々のふり返りを行う＞，＜１日の計画，流れをふり返る＞の４つのサブカテゴリーから，【日々の実践に即したふり返り（30)】のカテゴリーが導かれた。同様に，＜定期的なふり返りの機会をもつ＞，＜定期的なレポート提出＞，＜インシデント，初めて経験することなどの状況に合わせてふり返る＞の３つのサブカテゴリーから【定期的な，状況に応じたふり返り（47)】，＜学習課題の明確化のためのふり返り＞，＜到達度評価のためのふり返り＞の２つのサブカテゴリーから【自己の課題と向き合うふり返り（31)】，＜ノート，シー

表Ⅲ-4　リフレクションに関連のある教育方法（内容分析）

カテゴリー（記録単位数・%）	サブカテゴリー（記録単位数）
日々の実践に即したふり返り（30・20%）	毎日ふり返る（10）
	業務，勤務終了前後にふり返る（12）
	日々のふり返りを行う（５）
	１日の計画，流れをふり返る（３）
定期的な，状況に応じたふり返り（47・30%）	定期的なふり返りの機会をもつ（39）
	定期的なレポート提出（１）
	インシデント，初めての経験などの状況に合わせてふり返る（７）
自己の課題と向き合うふり返り（31・20%）	学習課題の明確化のためのふり返り（11）
	到達度評価のためのふり返り（20）
記述によるふり返り（25・16%）	ノート，シートを介したふり返り（20）
	レポートにまとめるふり返り（５）
対話によるふり返り（22・14%）	語りと表出によるふり返り（11）
	ふり返りへの助言（11）

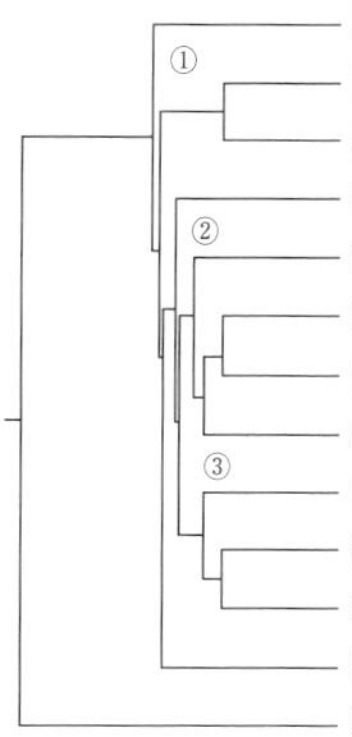

デンドログラム表示	分類名	文書数	信頼度(%)	代表語句	類似度
	プリセプター	11	46	プリセプター／プリセプティー／プリセプティ／リス...	0.663662
①	月	4	44	月／進／進み具合／ヶ／ヶ月カンファレンス	0.806890
	カ月	5	27	カ月／年／プリセプティシート／何カ月／新人担当	0.804873
	プリセプティブハンドブ...	2	100	プリセプティハンドブック	1.000000
②	研修	8	37	研修／プログラム／週／面接／教育プログラム	0.687266
	シート	3	100	シート／活用／上段／下段／コメント	0.844190
	実施	14	19	実施／時間／行動／関わり／日	0.716592
	ノート	4	40	ノート／作成／解答／疑問／疑問点	0.819225
③	終了	4	44	終了／業務終了／勤務終了／用／立案	0.777324
	面談	3	75	面談／定期／定期面談／記憶／場	0.881102
	日々	6	32	日々／バック／表出／思い／企画	0.765774
	レポート	4	37	レポート／レポート提出／提出／口頭／会	0.677237
	ふり返り	20	74	ふり返り／振り／カ月／業務／内容	0.749009

図Ⅲ-1　リフレクションに関連のある教育方法（TRUSTIA による分析結果）

トを介したふり返り＞，＜レポートにまとめるふり返り＞の２つのサブカテゴリーから【記述によるふり返り (25)】，＜語りと表出によるふり返り＞，＜ふり返りへの助言＞の２つのサブカテゴリーから【対話によるふり返り (22)】の，合わせて５つのカテゴリーに整理された（表Ⅲ-４参照）。テキストマイニング（ジャストシステム社，TRUSTIA）の主題分類分析を，筆者の内容分析によるサブカテゴリー数と同じ13分類で行ったところ，図Ⅲ-４に示す結果となった（図Ⅲ-１参照）。総文書数は88だった。

主題分類では，デンドログラムの枝が，短い位置でつながる主題に関連が強いとされる。図Ⅲ-１に示した①（以下，方法-①と表記）では「月」「ヵ月」という主題に関連が強いと考えられ，代表語句と合わせて検討すると「定期性」に関わる教育方法を表し，教育の「タイミング」を主題にしていると考えられる。②（同，方法-②）では，「シート」，「実施」が関連し，さらに「ノート」が関わっている。これは，「記述」を媒介させた教育方法を表し，代表語句を参照すると，コメントなどの相互交流も含んでいることが推測されるため，「媒体」を主題にしていると考えられる。③（同，方法-

③）では，「面談」，「日々」が関連し，さらに「終了」が関わっている。これは，「日々の実践経験」に沿った教育方法を表し，面談や勤務終了前後の指導が含まれていると考えることが可能で，「対象・場」を主題としていると考えられる。「プリセプター」と「ふり返り」は、全体に関わっていることが表されている。

2つの手法の分析結果の比較では，主題分類分析の方法－①～③が，内容分析のカテゴリー【日々の実践に即したふり返り】，【定期的な，状況に応じたふり返り】，【自己の課題と向き合うふり返り】と対応していると考えられる。さらに，内容分析で抽出した「自己の課題と向き合うふり返り」と「対話によるふり返り」は，関連のある主題として分類されず，サブカテゴリーが方法－①～③の主題の代表語句に対応していた。

3.3. 新人看護師教育にリフレクションを導入する必要性

新人看護師教育の担当者が，日頃の指導実践を踏まえ，どのようにリフレクションの必要性を認識しているのか，自由記述で回答を求めたところ，84名から回答を得た。回答を意味の類似性にもとづきカテゴリー分類した結

表Ⅲ-5　リフレクションを導入する必要性の認識（内容分析）

カテゴリー（記録単位数・%）	サブカテゴリー（記録単位数）
実践の理解が深まる（49・47%）	課題が明らかになる（21）
	理解が深まる（28）
次の実践につながる（21・20%）	次につながる（13）
	ミスにつながらない（3）
	看護観を養うため（2）
	考える機会をつくるため（3）
看護師同士のコミュニケーション（34・33%）	指導者のふり返りの場（2）
	新人看護師の交流のため（2）
	新人看護師を知る（30）

デンドログラム表示	分類名	文書数	信頼度(%)	代表語句	類似度
①	自分	6	35	自分／傾向／対応策／やり甲斐／対応	0.860103
	客観的	3	60	客観的／客観／評価／定期的／定期	0.947702
	次	8	37	次／行動／実感／自分／自己	0.794870
	問題	18	11	問題／リフレクション／記憶／復習／成長	0.763135
	業務	4	66	業務／心がけ／流れ／かかわり／患者	0.886037
②	フィードバック	5	100	フィードバック／ポジティブフィードバック／アドバ...	0.873696
	新人	12	52	新人／確認／思い／状況／場	0.817868
③	互い	8	40	互い／理解／お互い／把握／側	0.805025
	ふり返り	20	72	ふり返り／振り／学習／次／反省	0.754005

図Ⅲ-2　リフレクションを導入する必要性の認識（TRUSTIA による分析）

果，９サブカテゴリー，３カテゴリーが抽出された。

＜課題が明らかになる＞，＜理解が深まる＞の２サブカテゴリーから【実践の理解が深まる（49)】，＜次につながる＞，＜ミスにつながらない＞，＜看護観を養うため＞，＜考える機会をつくるため＞の４サブカテゴリーから【次の実践につながる（21)】，＜指導者のふり返りの場＞，＜新人看護師の交流のため＞，＜新人看護師を知る＞の３サブカテゴリーから【看護師同士のコミュニケーション（34)】の，合わせて３つのカテゴリーに整理された（表Ⅲ-５参照）。3.2. と同様に，テキストマイング（TRUSTIA）の主題分類分析を筆者の内容分析のサブカテゴリー数と同様の９分類で行い，図Ⅲ-５の結果を得た（図Ⅲ-２参照）。

２つの分析結果を比較すると，カテゴリー名と分類名に違いがあるものの，【実践の理解が深まる】は導入-②，【次の実践につながる】は導入-①，【看護師同士のコミュニケーション】は導入-③と対応し，カテゴリーと主題が表す内容はほぼ一致していると考えられた。

3.4. 看護実践能力とリフレクションとの関係にどのような関心をもっているか

看護実践能力とリフレクションに関連した関心について，自由記述で回答を求めたところ，54名から回答を得た。そのうち，22名からは設問の趣旨と異なる「リフレクションの重要性」についての記述があり，２名からは特になしという回答を得た。設問の趣旨から判断し，これらを除外した30名の回答を分析対象とし，カテゴリーに分類した結果，５サブカテゴリー，３カテゴリーが抽出された。結果は，テキストマイニングによる分析結果と併せて，表Ⅲ-６，図Ⅲ-３に示した。

テキストマイニングの分析結果から，「ふり返り」と「実践能力」の主題には関連があり，「看護実践能力の向上にふり返りがどのような影響を及ぼすのか知りたい」という「関連性」への関心を表していると考えられた。また，「モチベーション」と「方法」の主題に関連があり，さらに「効果」の主題がこれらに関連しており，「効果的なリフレクションの指導方法」とい

表Ⅲ-6　看護実践能力とリフレクションへの関心（内容分析）

カテゴリー（記録単位数・％）	サブカテゴリー（記録単位数）
看護実践能力へ及ぼす影響（24・77％）	看護実践能力への影響（12）
	促進方法（12）
指導者と新人看護師それぞれの能力（５・16％）	指導者のスキル（３）
	新人看護師の能力（２）
リフレクションを導入した教育方法（２・７％）	導入されている方法（２）

デンドログラム表示	分類名	文書数	信頼度(%)	代表語句	類似度
	ふり返り	8	53	振り返り／振り／日々／新人／効果的	0.797587
	実践能力	9	89	実践能力／能力／実践／向上／ふり返り	0.783525
	効果	5	50	効果／新人看護師／看護師／新人／効果的	0.799785
	モチベーション	4	25	モチベーション／工夫／他者／評価／他者評価	0.706592
	方法	4	80	方法／やる気／何／指導方法／理解	0.823037

図Ⅲ-3　看護実践能力とリフレクションへの関心（TRUSTIAによる分析）

う「方法」への関心を表していると考えられた。２つの分析方法の比較では，内容分析のカテゴリー【看護実践能力へ及ぼす影響】，【リフレクションを導入した教育方法】の２つが，テキストマイニングの「関連性」と「方法」の主題に対応しているが，【指導者と新人看護師それぞれの能力】のカテゴリーと類似した主題は明示されなかった。

４．考察

本研究の対象者である新人看護師の指導を担う看護師の平均経験年数は，9.9年（±6.1年）と長く，臨床では「中堅」から「ベテラン」と呼ばれる看護師が多かった。「プリセプターの60％が３年未満」[14]という報告と比較しても，経験年数が多い傾向にあった。プリセプター以外の教育担当者27名（23％）の経験年数が長いことが影響したと考えられる。また，新人看護師への教育方法には「プリセプターシップ」，「看護技術評価」，「シャドウイング」を取り入れている場合が多く，これらを組み合わせて導入していることが推測された。2007年の日本看護協会による調査でも「新人の定着対策」[15]に同様の教育体制がとられていることがわかっているが，本研究においてもこの傾向が確認できる。

以上から，本研究の対象者は，プリセプターシップを基本とした新人看護師への教育体制をもつ施設に勤務する，教育経験豊富な看護師を含む指導者であるといえ，この点を考慮して以下，設問内容に沿って考察する。

4.1. リフレクションに関連する教育方法の認識

新人看護師の教育に関わる看護師が認識しているリフレクションに関連する教育方法は，５カテゴリーに分類され，【日々の実践に即したふり返り】，【定期的な，状況に応じたふり返り】，【自己の課題と向き合うふり返り】，【記述によるふり返り】，【双方向コミュニケーションによるふり返り】が抽出された。また，テキストマイニングによる主題分類分析の結果は，方法－①の「タイミング」と方法－②の「媒体」と方法－③の「対象・場」を表す３つの主題に分類され，すべてのカテゴリーとの一致には至らなかったが，３つの主題は内容分析のカテゴリーを支持していると考えられた。

「タイミング」,「媒体」,「対象・場」の３つの主題に現れた教育方法で注目されることは,「指導者」が，複層的に方法を組み合わせてリフレクションの機会を設定している点である。「タイミング」に一致する【日々の実践に即したふり返り】や【定期的な，状況に応じたふり返り】は，その日の経験をもとにする場合や計画的に一定の期間を置いて実施する場合，さらに個々の状況に合わせて行う場合など，ふり返りの機会を多く設定していることを表している。ショーン（2007）は,「実践者による行為の中の省察は，それほど素早くおこなわれないこともある。行為の中の省察は,『行為の現在（action-present)』にしばられる。つまり，行為がその状況に変化を与えることのできる時間帯の制約をうけるのである」,「行為の中の省察をめぐるできごとの速度や時間の長さは，実践状況の速度と時間の長さに対応して変化する」[16]と述べ，リフレクションのタイミングが多用である点に言及している。このことをふまえれば，リフレクションのタイミングは指導のタイミングと一致しないことのほうが多いと考えられ,「ふり返り」を目的とした指導の中では，少なくとも指導者は，新人看護師の実践内容を十分知る必要がある。そのために，じっくり話を聴く「場」や「対話」が必要になるのではないか。

「媒体」に一致する【記述によるふり返り】は，記述によって【自己の課題と向き合うふり返り】にもつながるふり返りである。また，記述されたものは指導者に提示され，それが双方向のコミュニケーションを促すツールとして活用されていると推測される。効果的なリフレクションを促す指導方法に関連しては，アトキンス（2005）が「リフレクションは，（中略）専門職の実践活動における学習ツールとしてリフレクションを慎重かつ系統的に用いるには，複合的な活動が必要になります」，「リフレクションを促進，向上するための有効な方法がいくつかあります。たとえば，構成された枠組みやモデルを用いたり（Johns, 1996: Gibbs, 1998），日誌を書く（Paterson, 1995: Richardson & Maltby, 1995）などです」[17]と述べているが，「指導者」は5つのカテゴリーに示された複数の方法を用いることの効果を暗黙的に認知して指導している可能性がある。

本研究では，「指導者」が日常的に「ふり返り」と呼んでいる内容も含めてリフレクションと捉える立場をとり調査を行ったが，抽出された5つのカテゴリーには，新人看護師自身の実践経験からの気がかりを明らかにする思考に加え，到達目標への到達度評価という目的でもリフレクションが導入されていた。「指導者」の立場や「新人看護職員研修」の目的を考慮すれば，到達度という明示的な基準のもとに課題を明らかにすることの必要性は高いが，トップダウン的な側面が強調されすぎると，新人看護師の主体性が及びにくくなることが危惧される。澤本（2012）は，授業リフレクション研究の論述の中で，「リフレクション主体が意味を前向きに受け止め，積極的継続的に取り組むとき，授業研究の意義も見出しやすいだろう。授業者が義務感で『やらされている』と感じて研究する場合，自立的規準が弱く研究の質を保証する基盤が弱いと考える」[18]と述べているが，看護のリフレクションを支援する関わりにおいても，実践者の主体性への慎重な配慮が必要と考える。新人看護師のリフレクションを支援する指導者の関わりには，このような課題が存在する可能性がある。

4.2. リフレクションを導入する必要性の認識

リフレクションを導入する必要性については，【実践の理解が深まる】，【次の実践につながる】，【看護師同士のコミュニケーション】の3カテゴリーが抽出された。テキストマイニングの主題分類による分析結果でも，この結果はほぼ支持されると考えられた。

【実践の理解が深まる】，【次の実践につながる】の２つのカテゴリーは記録単位数が多く（合わせて70・67%），「指導者」がリフレクションによる理解の深まりを実感し，必要性を強く認識していることを表している。また，リフレクションが新人看護師の実践に組み込まれて，理解が循環的に深まる効果も実感している。前述したリフレクションの定義に示した「意味を明らかにする思考」によって理解が深まっていると考えられるが，「指導者」の認識の範囲という限界がある。リフレクションによる理解の深まりの詳細は，新人看護師の認識と合わせて捉える必要があり，今後の課題となる。

【看護師同士のコミュニケーション】は，「指導者」がリフレクションを通じて新人看護師を知ること，交流すること，「指導者」自身を振り返るなどの効果を，実感している様子が表わされている。リフレクションを介した新人看護師と「指導者」の関わりには，相手の姿に自己を見いだす「鏡的利用」[19]を通じて相互理解が深められ，「指導者」のリフレクションを導く要因が含まれている。

「指導者」がリフレクションの必要性についてこのような明確な目的意識をもつ背景には，プリセプターシップにもとづく教育体制のなかで，「新人看護師を育てる」責任を自覚し，密度濃く関わっている状況があると考えられる。また，本研究の対象となった「指導者」は教育経験が長い傾向にあり，指導の実践知としてリフレクションによる効果が蓄積されていた可能性があるため，これらの知の解明がリフレクション支援の効果的な方法を明らかにする手がかりとなる。

4.3. 看護実践能力とリフレクションの関係への関心

リフレクションへの関心は，回答が少なく，記述単位数も少なかったため「指導者」全体の関心を反映したとはいえないが，その中から【看護実践能力へ及ぼす影響】，【指導者と新人看護師それぞれの能力】，【リフレクションを導入した教育方法】３つのカテゴリーが抽出された。テキストマイニングの主題分類による分析結果においても，看護実践能力とリフレクションの関係や効果的な指導方法や個々に合わせた指導方法に関心があることが示唆された。

看護実践能力とリフレクションの関係のカテゴリーは，他のカテゴリーに比べ記述単位数が多かった（24・77％）。田村は，「リフレクションと看護実践能力とは実際に相乗作用があるのか，などについては実証されているわけではない。可能性がある，という程度の確証である」[20]と述べており，実証的な研究成果の蓄積は今後進められるべき課題であるといってよい。新人看護師教育においても，実証的な研究を推進する必要がある。

また，新人看護師個々に合わせたリフレクションの指導方法への関心も抽出されたが，これは上述した方法で指導しながらリフレクションの効果をおおまかに実感しているものの，より効果的な指導方法を模索している状況を表していると考えられる。これに関連しては，田村や東は「Gibbsのリフレクティブサイクル」を援用した教育実践を報告している[21) 22)]。両者が援用する「Gibbsリフレクティブサイクル」は，「記述・描写（Description）」「感情（Feeling）」「評価（Evaluation）」「分析（Analysis）」「総合（Conclusion）」「行動計画（Action Plan）」の６段階の学習サイクルで，リフレクションスキルの習得や指導ツールとして活用されている。

教師教育においては澤本の授業リフレクション研究[23)]があり，授業のビデオ記録を再生視聴しながら気づいたことを録音し，後でそれを聞き直してふり返る方法をとる。澤本は，授業リフレクション研究を提案するのは「ある特定の手続きを決めてみんながその方法で研究すると，誰でもうまくいく，という趣旨のものではない」と前置きしながら，４つの考えにもとづいている，と述べている。「1．『自分の授業は自分で作る』，『自分の授業研究は自分でする』，という教師＝研究者の考えが原点にある，２．何とか工夫して自分の授業を改善したい，自分の授業の力量を伸ばしたい，という問題意識を教師＝研究者がもっている，３．方法としては研究対象を絞り込み，ふり返りの対象を焦点化する，４．正解を求めることを第一義とせず，授業の文脈的妥当性を追求する」[24)]の４つである。

ここで取り上げた看護と教育のリフレクションの進め方や指導には，それぞれ異なったアプローチが見出されるが，いずれの実践も人間の幸福を願いながら関わる主体のあり方が実践に大きな影響を及ぼすことは疑いのないことである。自らの実践の質の向上を希求し，実践をリフレクションする専門職であることは共通している。リフレクションスキル獲得に加え，知の探究者として「自己」をみつめ，自己成長を願う実践者を育てる認識をもつことがリフレクションの指導の本質といえるのではないだろうか。そのために，「指導者」自身がリフレクションにより学び続ける存在であることをモデルとして示し，共に成長しあう同僚としての関係性の中で，リフレクション文化を醸成する役割を担うことが望まれる。

５．結論

新人看護師教育に関わる看護師126名に，リフレクションの活用およびその効果に関する認識をアンケートにより調査し，分析，考察した結果，以下の結論を得た。分析結果の信頼性はテキストマイニングにより検討，確保した。

１．リフレクションに関連する指導方法は，【日々の実践に即したふり返り】，【定期的な，状況に応じたふり返り】，【自己の課題と向き合うふり返り】，【記述によるふり返り】，【対話によるふり返り】の５つのカテゴリーが明らかになり，複層的に多様な方法が用いられていると考えられた。到達度評価を含むリフレクションが行われていたため，新人看護師の主体性への慎重な配慮が必要と考えられた。

２．「指導者」はリフレクションの導入の必要性について，【実践の理解が深まる】，【次の実践につながる】，【看護師同士のコミュニケーション】の効果を認めていたが，厳密には新人看護師の認識と合わせて検討する必要があると考えられた。

3．リフレクションへの関心は，【看護実践能力へ及ぼす影響】，【指導者と新人看護師それぞれの能力】，【リフレクションを導入した教育方法】の３つのカテゴリーが抽出された。看護実践能力へ及ぼす影響や教育方法への関心は，より効果的な指導方法を模索している状況を表していると考えられた。

注

1）日本看護協会（2006）『平成18年度看護師臨床研修必修化推進検討委員会報告』4．http://www.nurse.or.jp/home/publication/pdf/2007/rinshou-18.pdf

2）勝原裕美子，ウイリアム彰子，尾形真実哉（2005）新人看護師のリアリティ・ショックの実態と類型化の試み　―看護学生から看護師への移行プロセスにおける二時点調査から―『日本看護管理学会誌』9-1，30-37.

3）日本看護協会（2006）『日本看護協会調査研究報告』76，9，http://www.nurse.or.jp/home/publication/seisaku/pdf/76.pdf

4）厚生労働省（2010）『新人看護職員研修ガイドライン』http://www.mhlw.go.jp/shingi/2009/12/s1225-24.html

5）ジョン・デューイ，松野安男訳（1975）『民主主義と教育』（上），岩波文庫，223.

6）前掲書　5），230.

7）ドナルド・A・ショーン（著），柳沢昌一，三輪建二（監訳）（2007）『省察的実践とは何か　プロフェッショナルの行為と思考』鳳書房.

8）田村由美，津山紀子（2008）リフレクションとは何か　その基本的概念と看護・看護研究における意義『看護研究』41(3)，171-181.

9）東めぐみ（2009）『看護リフレクション入門　経験から学び新たな看護を創造する』ライフサポート社.

10）田村由美（2008）看護基礎教育におけるリフレクションの実践　神戸大学医学部保健学科の試みから『看護研究』41(3)，197-208.

11）クラウス・クリッペンドルフ（著），三上俊治・椎野信雄・橋元良明（訳）（1989）

『メッセージ分析の技法「内容分析」への招待』勁草書房，81.

12）上野栄一（2008）内容分析とは何か　内容分析の歴史と方法についてー，『福井大学医学部研究雑誌』９(１・２)，15.

13）谷塚光典，安達仁美，伏木久始，他（2011）教員養成初期段階の学生の「目指す教師像」のテキストマイニング分析の試み『日本教育工学会研究報告集』JSET11-1，53-58.

14）永井則子（2009）『プリセプターシップの理解と実践　新人ナースの教育法』３rd ed，日本看護協会出版会.

15）日本看護協会（2007）『日本看護協会調査報告書』20，http://www.nurse.or.jp/home/publication/seisaku/pdf/78.pdf

16）前掲書　７)，64.

17）スー・アトキンス（著），田村由美・中田康夫・津田紀子（監訳）（2005）リフレクティブな実践に欠かせない基礎的スキルの開発，サラ・バーンズ，クリス・バルマン（編）『看護における反省的実践　専門的プラクティショナーの成長』ゆみる出版，50.

18）澤本和子（2012）『授業リフレクションを用いた教育実践研究　教育工学選書５　教育工学における教育実践研究』教育工学会監修　西之園晴夫・生田孝至・小柳和喜雄編著，ミネルヴァ書房，35.

19）澤本和子，お茶の水国語研究会（1996）『わかる・楽しい説明文授業の創造』東洋館出版社，149-150.

20）前掲書　８)，197.

21）前掲書　８).

22）前掲書　９).

23）澤本和子，お茶の水国語研究会（1996）『わかる・楽しい説明文授業の創造』東洋館出版社，149-150.

24）前掲書　23)，7.

Ⅳ章　新人看護師のリフレクションを支援するOJTにおける指導に関する研究
――ナースステーションにおける指導場面を中心に――

1．はじめに（本章の目的）

Ⅱ章とⅢ章において，新人看護師の看護実践経験における学びと指導者のリフレクションに関わる認識について述べてきた。一部の新人看護師と指導者から得られた研究結果という限定ではあるものの，「新人看護職員研修」[1)]のもとで進められる新人看護師の看護実践経験の意味づけ，すなわちリフレクションへ通じる学びの過程や新人看護師教育における指導者のリフレクションに関する認識について明らかにすることができたといえるだろう。

本章においては，新人看護師のリフレクションを支援する指導を明らかにすることを試みる。それは，ここまでの研究では明らかにできなかった課題，すなわち，新人看護師のリフレクションに影響を及ぼす具体的な指導を明らかにしようとするものであるが，実際に行われている指導からリフレクション支援に通じる指導を見いだそうとする試みである点に特徴がある。すでに述べてきたように，2010年4月の「新人看護職員研修」の開始から臨床における教育体制整備が具体的に進められてきた。研修ガイドラインの見直しが行われる段階[2)]に至って，新人看護師教育の関心は，ますます教育の質の確保へとシフトし始めている。専門職として自らの看護実践に真摯に向き合い，その実践経験を学びに変えるリフレクションを効果的に支援する指導を明らかにすることは，そのような要請に応えるものと考える。

ところで，新人看護師への指導は，OJT（業務内訓練）とOffJT（業務外訓練)[3]の双方を組み合わせて行われる場合が多いが，新人看護師の看護実践を対象とした指導はOJTを中心に行われる。前提としては，「新人看護職員研修」の教育目標となる100項目余りの「臨床実践能力」の修得が目指され，指導者は新人看護師と共に行動しながら徐々に一人でできることを増やしていく。実際の業務は，病床での患者との関わりだけでなく，手術室や検査室への移送，処置室での点滴の準備，内服薬の管理，ナースステーションでの記録や他部門との連絡調整，申し送りやカンファレンス，異なる勤務帯（日勤，夜勤）の業務など，多岐にわたる。それらの多くの業務について，最低でも一回は一緒に実施する指導を行い，実施の前と後にも看護実践に関する指導が「対話」を通じて繰り返される。すなわち，新人看護師の多くの実践的学習は，指導者との「対話」を通じて成立している。

澤本（1996）は教師の力量形成のために「授業リフレクション研究」を提案し，その中で「対話的リフレクション」における鏡役となる「対話者」の役割について「授業者の思いがことばとなっていない部分を，自身のことばで表現できるようにするための手助けをすること」[4]と述べている。また，ジル・ニコルス（2011）は，生涯学習における「メンタリング」の活用を述べる中で「専門職的学習とは教えること／学ぶことという行為についての体系的な会話や対話を必要とし，さらにその行為についての経験を共有できなければならないという考え方がある」と述べたうえで，「メンターが『どうして？』という重要な問いをすることから，学びは始まるのである」[5]と述べている。すなわち，実践を伴う専門職の学習指導において「対話」と「リフレクション」の関係に注目することは，きわめて自然な考えである。

しかしながら，新人看護師のリフレクションに関する先行研究では，「対話」に注目した研究が少なく，奥野（2010）が，臨床現場におけるエスノグラフィーから新人看護師の行為の中のリフレクションを捉えた研究結果の一部に，「先輩からの問いかけによるリフレクション」を通じた学びがあった，と報告していた[6]。また，村松（2008）は，市町村新任保健師と熟練保健師との対話リフレクションの意味を明らかにする研究を行い，「新任保健師，熟練保健師双方が自己成長を実感し，熟練保健師はメンターとしての機能を果たしていた」[7]と報告したが，対話リフレクションにおける「対話」そのものを対象にしていない。新人看護師への指導におけるコミュニケーション過程をリフレクションの視点から明らかにし，効果的な支援を検討する意義は高いと考えられる。

そこで，本研究の目的は，新人看護師のOJTにおける指導場面において，指導者と新人看護師のコミュニケーション過程とリフレクションの関係を明らかにし，リフレクション支援の指導方法を検討することとする。尚，本章では，指導場面に限定することから「対話」とコミュニケーションを同意に捉え，論を進める。

2．研究方法

2.1. 調査対象・方法

看護部管理者と研究対象者に対し順に研究協力を依頼し，研究目的，研究方法を説明して協力の得られたD病院に所属する新人看護師，指導者（プリセプター）を対象とした。

プリセプター[8]とは，米国を発祥とする新人看護師の指導者の名称で，指導者と新人看護師がペアを組み，新人看護師の業務内指導を集中的に担う役割である。看護師経験3年目で，役割が与えられる場合が多い。

新人看護師への指導において，コミュニケーション過程とリフレクション支援との関係の解明を試みるにあたり，指導者と新人看護師との「対話」を主とした指導場面の観察を行った。収集データは，新人看護師への指導場面の参加観察（非参加型）による観察記録，指導場面の観察記録を読んだ感想（最終観察から1か月後）の記述，とした。一部，新人看護師のふり返り記述と助言，自己学習の整理ノートも参照した。

参加観察は，新人看護師が指導者と同一の勤務帯で勤務し，指導を受けることが多い時期を選定し，5～7月の各月1日の観察を，8:30～17:45（日勤帯）に4病棟で実施した。これに先立ち，病棟の把握と観察方法の確認と精錬を目的として，事前観察を4月に4病棟で実施した。参加観察の場所は，①病棟ステーション，②廊下，③処置室，に限定し，病室へは同行しなかった。理由には，プライバシー確保が重視される患者の生活空間という病室の特殊性ゆえに，病室での観察が難しい現状があげられる。

ただし，このような限定のもとで観察を行ったとしても，本章の研究の課題には十分応えられると判断した。なぜなら，指導者と新人看護師との「対話」を主とした指導は，患者への配慮および新人看護師のプライバシー確保のためにむしろ病室を避け，さらに，落ち着いた環境を選定して行われるためである。さらに，ショーン（2007）は「実践が終わったあとの比較的静かな時間に，自分が取り組んだプロジェクトについて，過ごしてきた状況について思いをめぐらし，事例を扱ったときにどのように理解していたのかを探究する」[9]と述べたが，ナースステーションはまさにそのようなタイミングで，新人看護師が自身の「行為の中の知」についてふり返る機会になると考えられるからである。

観察内容は，時刻，指導内容（何についての指導か），指導方法（何を，どのように指導しているのか），指導に使用しているもの，指導時の双方の反応（言語的，非言語的）などであった。これらを，主に研究者の観察ノートに記録し，記憶の鮮明なうちに観察シートへ整理した。また，指導場面の観察記録は，指導者と新人看護師それぞれに，誤りがないか確認を求めたうえで，感想の記述を求め，参考資料とした。

尚，倫理的配慮として，看護管理者への研究依頼，説明を経て，研究対象者への研究目的，研究方法，データの管理，研究協力辞退はいつでも可能で，協力を辞退した場合でも不利益を被ることはないことなどを口頭と文書で説明した。協力の意志を確認後，同意書を交わした。本研究は，「日本女子大学ヒトを対象とした実験研究に関する倫理審査委員会」の審査を受けて実施した。

2.2. 分析方法

分析方法は，研究目的が「最も効果のあるリフレクション支援に関わる指導を明らかにする」という点にあること，新人看護師への指導がOJT内における学習成立の場と捉えられること，以上2点を考慮し，教育工学における授業研究の授業分析，評価の手法を参照した。

授業分析には，行動の記述によって授業を分析する「カテゴリー分析」[10)]と呼ばれる方法や，「①コミュニケーションの伝達過程，②コミュニケーションの内容，機能の分類，③コミュニケーションの内容」という3つの立場から行う授業におけるコミュニケーション分析[11)]などが知られているが，本研究では新人看護師と指導者の「対話」に注目しリフレクションの効果を検討することから，③コミュニケーションの内容と機能に注目した分析が適当と判断した。コミュニケーション分析では，カテゴリー・システムが複数考えられている[12)]。しかしながら，研究対象とする指導場面に，教室における授業を想定した従来のカテゴリー・システムをそのまま用いることは検討の余地を残すと考えられるため，独自のカテゴリーを用いて分析を行うこととした。独自のカテゴリーは，前述のカテゴリー・システムを参照しつつも，新人看護師教育に関する，柳澤（2010）[13)]，柳井田他（2009）[14)]，小沢（2012）[15)]，吉富，舟島（2006）[16)]などの知見や，筆者自身の看護教育経験，Ⅲ章に示した研究結果を併せて検討し，表Ⅳ-1に示した「5分類20項目の指導者の行動」にまとめた。「5分類20項目の指導者の行動」には，個々の行動の定義も示した。そのうえで，指導場面ごとに「指導者の行動」がどのように現れたのか（コミュニケーションの内容），「5分類20項目の指導者の行動」を用いて分類した。指導者の行動を分類する方法の例を，表Ⅳ-2「指導者の行動の分類例」に記す。

表Ⅳ-1　5分類20項目の指導者の行動

分類	指導者の行動	指導者の行動の説明
聴く	質問を聴く	新人看護師からの質問を聴く行動。
	報告を聴く	新人看護師からの報告を聴く行動。定時に行われる場合と，随時行われる場合があり，新人看護師が実践した看護の結果や新たな指示などを指導者に報告する内容を聴く行動。
	問い・質問の答えを聴く	指導者からの問いに対する新人看護師の答えを聴く行動。問われる内容により，新人看護師の答えは，知識・理解，判断・考え，実践した結果など，異なる。
	判断・考えを聴く	新人看護師が，判断し，あるいは，考えたことの説明を聴く行動。
伝える	説明する	指導者の判断で，新人看護師の経験したこと，これから経験すること，に関連する説明を行う。専門知識や判断をもとに，新人看護師に理解してほしいことを詳しく説明する。
	質問に答える	新人看護師の質問に答える行動。「説明する」との区別は，詳しく説明する必要のない答えであること。
	判断・考えを伝える	指導者が，看護を実践するうえで，判断したことや考えたことを新人看護師に言語で伝える行動。説明を加えないこともある。
	情報を伝える	患者に関する情報，連携のための情報を，新人看護師に伝える行動。
問う	知識・理解を問う	指導者が，新人看護師の知識や理解内容を言語的に問う行動。
	判断・考えを問う	指導者が，新人看護師の判断・考えを言語的に問う行動。
	質問する	指導者が，疑問に思ったことを新人看護師に問う行動。
	実践内容を確認する	指導者が，新人看護師が実践した看護の内容と患者の反応を新人看護師に問う行動。
導く	助言する	新人看護師からの質問の有無にかかわらず，新人看護師の考えや行動について一定の方向を積極的に言語で伝える行動。
	一緒に実施する	新人看護師が担う業務や業務を遂行するために必要な知識を調べる行動を一緒に行う。
	見守る	新人看護師が一人で実践している状況を距離を置いて，見ている行動。新人看護師は，あらかじめ見られていることを認識している場合もある。
	促す	新人看護師に，考えや行動を言語で奨める行動。
示唆する・認める	指示する	新人看護師に求める行動を示し，強い期待を表明する行動。とっさに「……して」のように，一方的な命令口調になることもある。
	注意する	新人看護師に改善してほしい行動を指摘し，言語的に改善を求める行動。感情が伴うこともある。
	提案する	指導者が，新人看護師に別の視点から考えることや異なった対応を示し，意見を求める行動。
	認める	新人看護師の考えや思いを受け入れ，うまくできたときにはほめて，一人でできるようになっていることを言葉で伝える行動。ほめるだけではなく，新人看護師の成長，変化を認める。

表Ⅳ-2　指導者の行動の分類例

No.	月	指導内容	観察記録
1 A	5月	術前の準備，搬送	新人看護師は，緊張した表情で手術前のカルテの準備，ストレッチャーの準備を，一人で実施する。距離をおいて，指導者が見ている（**見守る**）。搬送手段が曖昧になり，指導者に質問し（**質問を聴く**），教えてもらう（**質問に答える**）。

表内の「No.」は観察月毎の通し番号を表し，「1 A」は5月の1つめの観察場面を意味する。同様に，「B」は6月を，「C」は7月を意味する。「指導内容」は，観察した指導場面の指導の対象となった内容を表した。1場面に複数の内容を含む場合は併記し，例に示した場面では「術前の準備」と「搬送」が指導内容だったことを表している。「観察記録」は，指導場面における新人看護師と指導者の行動を観察者の目を通して捉え，場面の流れに沿って記録したものである。（　）に太字で示した行動が，その前の文章の行動を表し，例においては「見守る」，「質問を聴く」，「質問に答える」の指導が連続して行われたことを表している。

さらに，指導場面の指導者の行動が，どのような意図をもって行われたのか（コミュニケーションの機能）を分析し，機能の特徴による分類の結果，指導パターンを抽出した。指導者，新人看護師が，指導場面の観察記録を読んで感じたことを記述した内容は，パターン抽出の参考にした。その後，指導パターンの月ごとの推移，指導内容ごとの特徴を分析し，リフレクションの支援との関係を検討した。尚，リフレクションの定義は，Ⅰ章2.2.に述べたように，「専門職の実践の中で『行為の中の知』[17]を探究する反省的思考[18]」と捉えた。以上の分析の流れを，図Ⅳ-1に示した。

2.3.　調査場面の傾向と対象者の特徴

研究協力施設は，国内の240床余りを有する中規模総合病院で，内科，外科を中心とする20程度の診療科を有し，がん治療，糖尿病治療に重点が置か

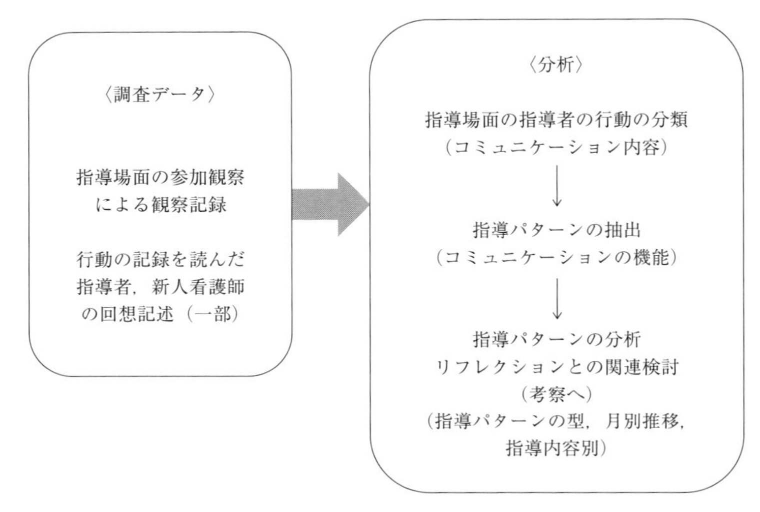

図Ⅳ-1　分析の流れ

れていた。看護体制は，７対１体制[19]をとっていた。新人看護師に対する院内教育プログラムを有し，院内全体と病棟ごとの教育計画担当者が配置されていた。新人看護師１名に対し２名の指導者（プリセプター）が指導を担ったが，病棟スタッフも随時関わる体制をとっていた。ただし指導者２名が同時に指導を行うことはほとんどなく，日替わりで担当していた。調査期間内の新人看護師の勤務は日勤（8:30～17:15）のみだったが，７月以降は夜勤勤務が開始される予定だった。診療記録は，オーダーリングシステム（医師の指示，検査データ，看護計画などがPCにより管理）と，紙ベース（日々の看護記録，医師の診療記録の一体化されたカルテ）による記録によって管理されていた。

研究対象者は，新人看護師は８名，指導者は15名だった。指導者は，全員「プリセプター」としての役割を師長から指示され，前年度に引き続いて担当している場合もあった。研究対象者の背景は，表Ⅳ-３に示したとおりである。新人看護師は20代が６名，30代が１名，不明１名と20代が中心だった。指導者は，20代７名，30代６名，不明２名と20代と30代が半数ずつを占めていた。教育背景は看護師養成（看護基礎教育）の多様さが反映し，新人看護師に大学卒の割合が高い傾向にあった。これは，近年の看護系大学の増加傾向に伴う大学卒看護師数の増加と捉えられる。新卒看護師の中で，１名は准看護師資格での勤務経験があった。指導者の経験は，３年から12年の幅があり，いわゆる中堅看護師が指導者の役割を担っていた。新人看護師の指導を担う「プリセプター」の経験年数について，永井（2009）は「60％が３年未満」[20]と報告しているが，本調査の指導者は，看護師としての実践能力が比較的安定した人材が指導を担っていたと考えられる。

８名の新人看護師へのOJTにおける指導場面の観察は，主にナースステーション内で実施される指導とし，一部，廊下や処置室での観察を実施した。ナースステーションは，病棟における医療の拠点で，看護師，医師，理学療法士，看護助手などの複数のスタッフが常に出入りし，患者の情報交換，医師の指示が文書や口頭で行われていた。また，点滴や内服薬の準備や管理がナースステーション内や近くに位置する処置室で行われていた。新人看護師は，担当する患者の記録や指示を確認し，与薬や処置の準備をして，病床の患者のところへ向かって，戻って，また別の患者のところへ向かうことをくり返していたが，指導者から指導を受ける場面は，戻ってきたタイミ

表Ⅳ-3　対象者の背景

	年齢	性別	教育背景	看護師経験年数
新人看護師	20代６名 30代１名 不明１名	女性８名	専門学校卒３名 高等学校専攻科１名 大学卒３名 不明１名	新卒７名 （１名准看護師経験有） 不明１名
指導者	20代７名 30代６名 不明２名	女性15名	専門学校卒10名 高等学校専攻科１名 短期大学（２年課程）卒１名 大学卒 １ 名 不明２名	３年～12年

ングで不定期に行われる場合と，朝の行動計画の指導のように，決まった時間に決まった内容の指導を受ける場合があった。

観察対象となった新人看護師は，1病棟に1名から2名であったため，同時に2名を観察することの限界があり，観察漏れが生じた可能性がある。しかし，病棟ステーション内という限られた空間内での観察のため，同時に2つの指導が生じない限り，指導内容の観察は可能だった。

3．調査結果の概要

8名の新人看護師への指導者による指導場面の観察数は，合計118場面だった。月別では，5月が51場面，6月が40場面，7月が27場面と，徐々に減少していた（図Ⅳ-2参照）。ただし，観察対象となった新人看護師数は5月のみが1名多かったため，新人看護師1名あたりの指導場面数も比較したところ，5月は約6.4場面と最も多く，6月は5.7場面，7月は3.9場面と徐々に減少する傾向を示していた。したがって，経験を重ねるにしたがい，指導の頻度が減少する傾向にあったことが推測される。また，この傾向をふまえれば，以下に述べる調査結果において，5月のみの観察対象となった新人看護師の指導場面の観察データを除外せずとも，妥当な結果を示すことが可能と判断した。

指導場面の指導内容の種類（図Ⅳ-3参照）は，1場面に複数の指導内容が

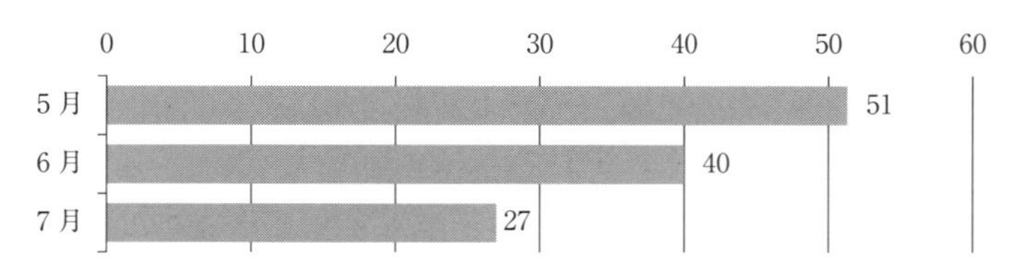

図Ⅳ-2　指導場面数（月別）（N＝118）

＊5月のみ8名，6，7月は7名の新人看護師の指導場面

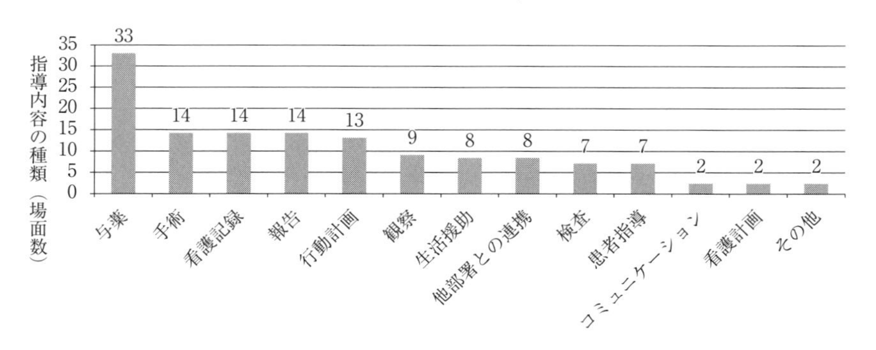

図Ⅳ-3　指導場面の指導内容の種類（N＝133）

含まれている場合はそれぞれを1指導内容として捉え，集計した。その結果，与薬に関する指導内容が最も多く，33場面だった。手術，看護記録，報告が14場面と続き，行動計画13場面，観察9場面，生活援助，他部門・スタッフ間の連携が8場面，検査，患者指導7場面，コミュニケーション，看護計画，その他が2場面だった。

118場面の指導者の行動を，観察記録をもとに筆者作成の5分類20項目の指導者の行動で分類した。ただし，分類以外の指導者の行動が10項目あり，その他としてまとめた。1指導場面からは複数の指導者の行動が抽出され，分類項目以外の10の行動も含めると合計403行動だった。全体の割合と月別の推移を，図Ⅳ-4，5に示した。尚，以下の文中では，5分類を【　】で，20項目を「　」で区別して示す。

グラフに示すように，多い順に【伝える】，【導く】，【聴く】，【問う】と続き，28%から18%の範囲内だった。【示唆する・認める】だけは，10%と5分類の中では最も少なかった（図Ⅳ-4参照）。また，月別にその推移をみると，5月は【伝える】と【導く】が多かったが，6月は【聴く】が増加し，【伝える】が減少した。ただし，【聴く】と【伝える】の割合は，ほぼ同率だった。7月になると，【示唆する・認める】を除いた4つの分類が，21%

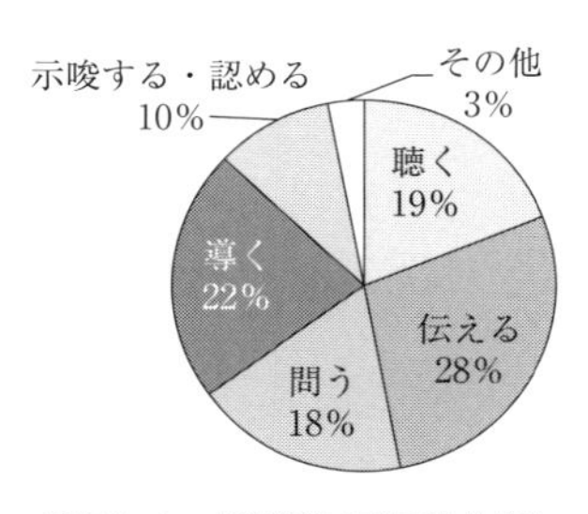

図Ⅳ-4　指導者の行動分類
（N＝403）

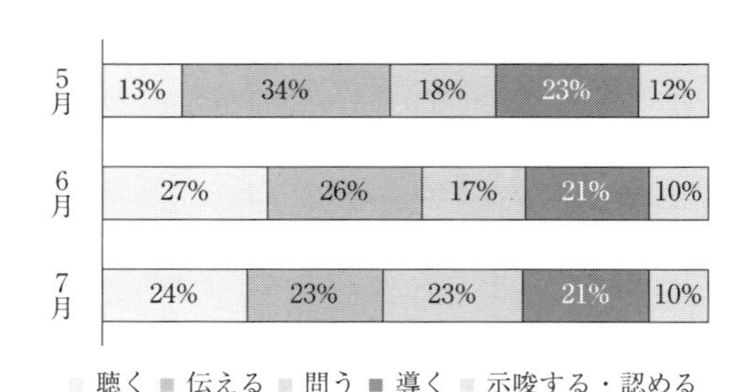

図Ⅳ-5　月別　指導者の行動分類
（その他を除く）（N＝393）

から24％の範囲で均等になっていた（図Ⅳ-5参照）。

さらに，20項目の指導者の行動の月別推移を図Ⅳ-6に示した（図Ⅳ-6参照）。

指導者の行動の月別推移で，最も多く認められたのは，【伝える】の「説明する」であり，5月において50回以上と突出し，6月，7月でも他の指導に比べて多い傾向にあった。他に，【聴く】では「質問を聴く」，「報告を聴く」，「問いの答えを聴く」が，【問う】では「知識・理解を問う」，「実践内容を確認する」が，【導く】では「助言する」，「一緒に実施する」が，【示唆する・認める】では「指示する」が多い傾向にあった。同時に，月別の変化は少なく，いずれの月においても一定数みられた項目だった。

さらに，「質問を聴く」，「説明する」，「知識・理解を問う」，「一緒に実施する」，「見守る」のように徐々に減少する項目や，反対に「実践内容を確認する」などのように増加する項目，さらに「指示する」のようなわずかな変化がみられる項目があった。

4．パターンの抽出

指導場面のコミュニケーション内容および機能を把握するためには，指導

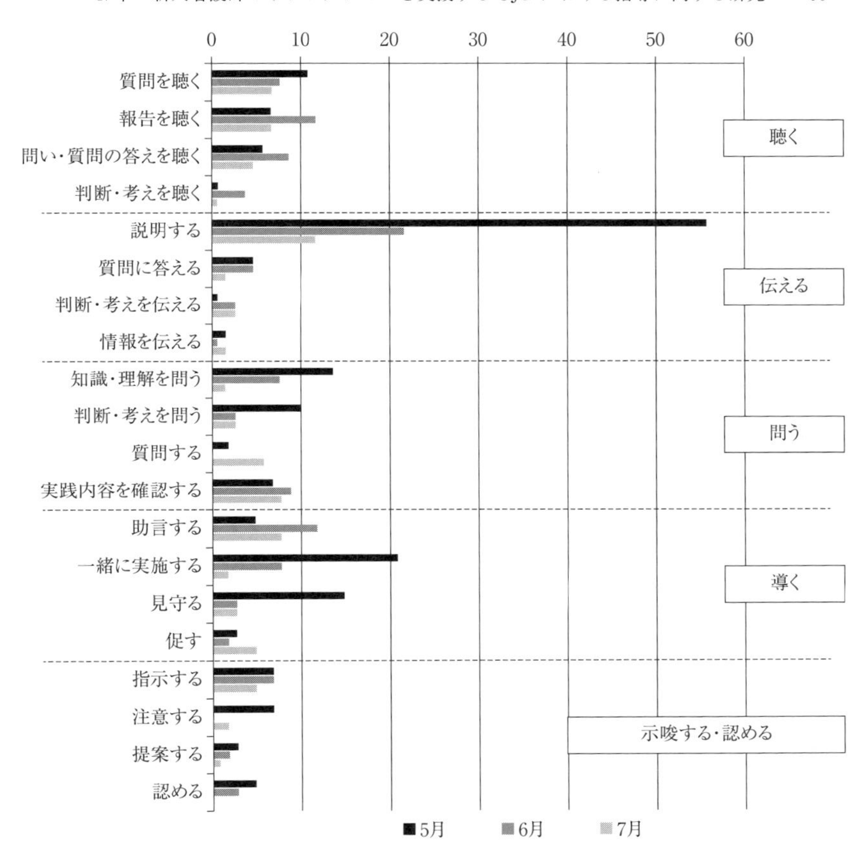

図Ⅳ-6　月別　指導者の行動の頻度（その他を除く指導者の行動数　N ＝393）

者の行動の量的側面を捉えるだけでは不十分である。したがって，コミュニケーションの特性ともいえる相互作用的・相互依存的[21]側面を考慮し，次々と展開する指導者の行動の連鎖を捉える必要がある。なぜなら，村松(2001)がいうように「コミュニケーションを，意味を伝えることとしてではなく，参加者が共同で意味を作り出す過程ととらえる」[22]必要があり，言い換えれば，連鎖のパターンが指導の機能を作り出す，と考えられるからである。また，連鎖パターンの頻度を捉えることで，指導場面におけるコミュニケーションの傾向を把握することも可能と判断した。

そこで，ここでは連鎖を捉えるためにマトリクスに表した。それが，表Ⅳ－4である。

マトリクスの縦欄と横欄には指導者の行動20項目をそれぞれ配置し，縦欄に前の指導者の行動，横欄に後につづく指導者の行動を配置した。指導者の行動の連鎖の頻度は数値で，項目間の連鎖の広がりは数値のセル数で，詳細に表されている。行動の連鎖がない場合は，「なし」の欄へ，20項目以外のその他の行動への連鎖は「その他」の欄に示した。右側の合計欄は，20項目の指導者の行動の合計数，最下段の合計欄は連鎖数である。数値の太字，網掛セルは，連鎖数が多いことを表している。

連鎖の行動が顕著に多かったのは，「説明する」から「説明する」の15回，「質問を聴く」から「質問に答える」の12回，「一緒に実施する」から「説明する」の11回，などだった。

【問う】の４つの行動と「問い，質問の答えを聴く」（合計20回），「説明する」（合計18回）も多かった。他には，分類ごとの連鎖の傾向もあり，指導パターン抽出の手がかりに活用することが可能と判断した。ただし，20項目の指導者の行動の連鎖は，１行動と１行動の連鎖に限定的で，指導場面のコミュニケーションの内容を表すには限界がある。抽出には，この点を考慮する必要がある。

また，コミュニケーション分析で参照するカテゴリー・システムを用いた分析の場合，西之園（1981）は「行動の種類だけに目を奪われて，その行動が果たしている機能を十分に分析しないままで終わり，分析が表面的・形式的になる恐れもあるので，十分に注意しなければならない」[23]と，指摘している。そこで，指導者の行動の連鎖の傾向以外に，指導場面の観察記録を繰り返し読み，指導者と新人看護師が指導場面の観察記録を読んで感じたことを記述した内容も参考にして，表面的・形式的にならないよう慎重にパター

表Ⅳ-4　指導者の行動の連鎖のマトリクス

	前＼後	聴く				伝える				問う				導く				示唆する・認める						
		質問を聴く	報告を聴く	問い・質問の答えを聴く	判断・考えを聴く	説明する	質問に答える	判断・考えを伝え	情報を伝える	知識・理解を問う	判断・考えを問う	質問する	実践内容を確認す	助言する	一緒に実施する	見守る	促す	指示する	注意する	提案する	認める	なし	その他	合計
聴く	質問を聴く					**8**	**12**							1	2			1		1		1		26
	報告を聴く	2				2		2		2	2		5	3	1		1	1			1	3	1	26
	問い・質問の答えを聴く					1				1	3		1		1			2	1	1	3	6		20
	判断・考えを聴く		1			1				1			1									2		6
伝える	説明する	2				**15**			1	4	3	1	3	5	4	2	1	2	3			38	0	84
	質問に答える													1		1	1				1	7	1	12
	判断・考えを伝える										1			2	1		1					2		7
	情報を伝える	1												1	1					1		1		5
問う	知識・理解を問う	2		**6**		**7**		1	1	1	1			1	1	1						2		24
	判断・考えを問う			**6**		**5**				2	1				1		1							16
	質問する			**3**		**1**						1		1	1			1						8
	実践内容を確認する		3	**5**		**5**		1						1	1			2	2			4		24
導く	助言する	1	1			2		1		2		1		3	1	3		1				15	2	33
	一緒に実施する	1				**11**				2		1		3	1		1				1	10		31
	見守る	3	2			2					1		4	2	1			1	1			3	1	21
	促す												1					1				8		10
示唆する・認める	指示する					2		1	1				1	2	2	1	1					5	1	17
	注意する					1				1		1		1						2		3		9
	提案する					1			1				1									3		6
	認める					2								1			1		1		1	2		8
合計		12	7	20	0	66	12	6	4	16	12	5	17	28	19	8	8	12	8	5	7	115	6	393

注）20指導行動に含まれなかったその他の10指導行動は表に含まれていない。太字，網掛は連鎖。

ンの抽出を進めた。

例えば，「質問を聴く」から「説明する」，「質問に答える」の連鎖の傾向を手がかりにすると，この連鎖を含む指導場面を観察記録から選択し，観察記録を繰り返し読んだ上で共通するコミュニケーションの機能を検討し，指導パターンを抽出した。以下では，7つの抽出されたパターンについて，概略を述べていく。

4.1. 応答パターン

ここに分類した15指導場面は，「質問を聴く」から「質問に答える」や「説明する」の連鎖のように，指導者が新人看護師の質問に，短く，簡潔に答えている場面で，行動の連鎖は短く，２～４の範囲だった。「報告を聴く」から「指示する」，「認める」，「助言する」などへの連鎖も，新人看護師への簡潔な応答であると判断し分類した。質問に簡潔に答えることは，問い返しや詳細な説明を加えていないことを意味していると判断し，「応答パターン」とした。また，その機能を検討した結果，「新人看護師の能力，状況に合わせた理解，意欲の促進を図る」とした。

「応答パターン」は，５月，６月，７月と５場面ずつ同数だった。指導場面の観察記録の一部を，表Ⅳ-５に示す。

表Ⅳ-5　応答パターンの指導場面の観察記録（一部）

No.	月	指導内容	観察記録	観察記録を読んだ感想	
				指導者の記述	新人看護師の記述
44A	5月	患者指導	新人看護師は，術前オリエンテーションの方法，弾性ストッキングの指導などについて，一つ一つ質問し（**質問を聴く**），指導者は説明する（**説明する**）。		

4.2. 尊重パターン

分類した21指導場面のすべてに，【導く】の行動である「見守る」と「一緒に実施する」，「助言する」が含まれ，これらと「質問を聴く」，「質問に答える」，「説明する」，【導く】などの行動が連鎖する傾向にあった。指導者は，新人看護師の行動を尊重する行動で対応し，【問う】の行動は一部で行われていた。これらの行動の連鎖は，新人看護師の行動を尊重する傾向があると考えられ,「尊重パターン」とした。さらに，21場面に共通するコミュニケーション機能を検討した結果,「新人看護師の不安や疑問などの思いの表出を促し，看護実践に取り組むことを支援する」ことが考えられた。

「尊重パターン」は，5月15場面，6月5場面，7月1場面，と月別推移で減少傾向が最も顕著なパターンだった。また，5月の指導パターンの中では，最も多かった。指導場面の観察記録の一部を，表Ⅳ-6に示す。

表Ⅳ-6　尊重パターンの指導場面の観察記録（一部）

No.	月	指導内容	観察記録	観察記録を読んだ感想	
				指導者の記述	新人看護師の記述
1A	5月	術前の準備，搬送	新人看護師は，緊張した表情で手術前のカルテの準備，ストレッチャーの準備を，一人で実施する。距離をおいて，指導者が見ている（**見守る**）。搬送手段が曖昧になり，指導者に質問し（**質問を聴く**），教えてもらう（**質問に答える**）。	小さな手術でストレッチャーで搬送する必要のないOPだったが，下肢の全例がストレッチャーと決まっていたのでそう説明した。迷うのも無理ないと思った。	

4.3. 解説パターン

ここに分類した20指導場面は,「説明する」を中心にした指導場面で,【問う】,「一緒に実施する」から「説明する」への連鎖を含んでいた。指導者の行動の連鎖は2～4と短く,「説明する」以外に，一部「助言する」を含む場面も分類したが，説明の意図も含まれていると判断したためだった。多くの指導場面で,「説明する」前に「説明する」,【問う】,「一緒に実施する」を行い，新人看護師の関心を説明対象に集中させ，気づきを促し，同時に新人看護師の認識を確認する行動があり,「解説パターン」とした。さらに，その機能を検討し,「新人看護師の実践経験と関連させて，知識や理解を広げる」とした。

「解説パターン」は，5月7場面，6月8場面，7月5場面で，各月に均等に「解説パターン」の指導が行われていた。指導場面の観察記録の一部を，表Ⅳ-7に示す。

表Ⅳ-7　解説パターンの指導場面の観察記録（一部）

No.	月	指導内容	観察記録	観察記録を読んだ感想	
				指導者の記述	新人看護師の記述
18B	6月	他部門との連携・検査書類の手続き	指導者は，新人看護師に「このまま，検査指示書を中に入れてもらって」と検査の予約手続きを一緒に実施する（**一緒に実践する**）。指示内容の確認，内視鏡検査について，前処置の内容が診療科により異なり，病変部の位置でも違う，などと説明する（**説明する**）新人看護師は，うなづく。		内視鏡検査でも処置や検査内容が違うんだ。覚えられるかな。

4.4. 課題解決パターン

分類した19指導場面は，「課題解決パターン」は，【問う】から【聴く】，【伝える】の連鎖と，【聴く】から【問う】の連鎖も複数回みられた。1場面の行動の連鎖が長く，3～9だった。ここでは，新人看護師が看護実践上の課題と取り組む状況の準備段階と経験後の指導で，課題を解決するために指導者が共に考え，解決する過程に関わっていた，と考えられ，「課題解決パターン」とした。さらに，指導パターンの機能は「新人看護師が看護実践上の課題に取り組みながら，試行錯誤して解決する過程の学びを支援する」とした。

「課題解決パターン」は，5月が最も多く9場面で，6月7場面，7月3場面と徐々に減少した。指導場面の観察記録の一部を，表Ⅳ-8に示す。

表Ⅳ-8　課題解決パターンの指導場面の観察記録（一部）

No.	月	指導内容	観察記録	観察記録を読んだ感想	
				指導者の記述	新人看護師の記述
25A	5月	与薬・投与方法	新人看護師は，術後の創痛時の指示をカルテで確認し，受け持ち患者の鎮痛剤の指示がないことに気づく。急いで投与する必要があり，指導者とともに共通指示を指示簿で一緒に探し，確認する（**一緒に調べる**）。坐薬と点滴の指示があり，どちらが速く効くか，どっちがよいか問われる（**知識・理解を問う**）が，新人看護師は「わからない」と答える（**答えを聴く**）。指導者は，新人看護師と鎮痛薬の薬効を一緒に調べて，与薬の準備後投与に向かう（**一緒に実践する**）。自己学習も促す（**促す**）。		

4.5. 課題継続パターン

ここに分類した14場面は，新人看護師から発せられる質問や報告を【聴く】指導や，指導者から【問う】指導の組み合わせだったが，指導者と新人看護師との相互作用を経ても指導のテーマが収束せず，終了した場面を分類した。そのため，「課題継続パターン」とした。さらに，その機能を検討し，可能性として「新人看護師への課題提示」を挙げる。

「課題継続パターン」は，5月1場面，6月8場面，7月5場面で，5月から6月への増加が顕著だった。指導場面の観察記録の一部を，次ページの表Ⅳ-9に示す。

表Ⅳ-9　課題継続パターンの指導場面の観察記録（一部）

No.	月	指導内容	観察記録	観察記録を読んだ感想	
				指導者の記述	新人看護師の記述
21B	6月	看護記録・記録	新人看護師が入院患者の病歴や連絡先を聴取した結果を，指導者が確認する。「痛みは？連絡先は一つしか聞かなかったんだね。」と，確認する（**実践内容を確認する**）。新人看護師は，「聞いたんですけど，はっきり言わないんですけど，一つしか聞けなかった。」と答え，指導者は「でも何かあったときに困るから聞いといてね」と伝える（**指示する**）。「家族に，いってないのかもしれないね」（**考えを伝える**）と患者の反応から考えられることを伝える。	経過部分についてはきちんと疾患を理解していたか疑問でした（症状を聞いてなさそうであったため）。連絡先は基本3か所記入することになっており，その3か所記入しなければならない理由を患者に説明したか疑問でした。	やっぱり連絡先聞くべきだったと。重要性を再認識する。

4.6. 展開パターン

分類した18指導場面はあらゆる指導が多用され，連鎖が4以上つづく指導場面で，「説明する」が連鎖の中間で繰り返される場面が複数あった。1場面の行動の連鎖が4～9と多く，連鎖形態が「課題解決パターン」と類似していた。ここでは，指導者の判断を優先させ，新人看護師の実践をチェックしながら，できていない部分を補う指導を行っていたと考えられ，「展開パターン」とした。場面内に指導ポイントが複数あるのは，そのことと関連があると考えられた。また，18場面に共通する機能を検討した結果，「一人立ちに向けた，安全で確実な看護を実践する能力を身につけること」が考えられた。

「展開パターン」は，5月10場面，6月3場面，7月5場面と，5月から6月へ一旦減少し，7月にはやや増加していた。指導場面の観察記録の一部を，表Ⅳ-10に示した。

表Ⅳ-10　展開パターンの指導場面の観察記録（一部）

No.	月	指導内容	観察記録	観察記録を読んだ感想	
				指導者の記述	新人看護師の記述
36A	5月	術後の観察	指導者は，新人看護師と手術から帰室直後の患者の観察を行う（**一緒に実践する**）。その後，病室から一緒に戻り，指導者は，点滴滴下数調整の指導をする（**説明する**）。創の状態，全身状態の観察ポイントを詳細に確認する（**説明する**）。家族の心理をふまえた家族への説明内容，ナースコールのセットを忘れないようにと説明する（**説明する**）。呼吸状態の観察が必要な理由を問われ（**知識・理解を問う**），新人看護師はメモをとる。	創の状態しか目が行ってなく，全身状態の観察が不足していると思っていたため，説明した。家族への対応も目がいっていなかった。	答えを教えるのではなくて，考える時間をもらってその力が必要だと感じた。

4.7. 一方向パターン

指導者の行動が一つだけの11場面を分類した。【聴く】や「説明する」が多かった。指導者からの一方向的な指導を表す「一方向パターン」としたが，観察データだけからその機能を検討することは難しく，その機能は指導者の行動の範囲とする。

「一方向パターン」は，5月4場面，6月4場面，7月3場面で，指導場面の観察記録を表Ⅳ-11に示す。

表Ⅳ-11　一方向パターンの指導場面の観察記録（一部）

No.	月	指導内容	観察記録	観察記録を読んだ感想	
				指導者の記述	新人看護師の記述
29A	5月	与薬・ポート管理	指導者は，CVポートについて，出血や浸出の有無の観察と触ると硬い部分があることを説明する（**説明する**）。新人看護師は説明を聴いている。		CVポートよくわからない。できるかな。でも血管に入っているものだから観察と管理が大事なんだな。

4.8. パターンのまとめ

７つの連鎖パターンのうち，「一方向パターン」を除く６パターンの行動と機能を検討した。

「応答パターン」と「尊重パターン」は，いずれも，新人看護師の意志や行動に沿う指導者の行動の連鎖がみられ，短い連鎖だった。それぞれの機能は「新人看護師の能力，状況に合わせた理解，意欲の促進を図る」，「新人看護師の不安や疑問などの思いの表出を促し，看護実践に取り組むことを支援する」と推定した。「応答パターン」は，新人看護師の求めに応じて短く答えるが，「尊重パターン」は，新人看護師のことばに耳を傾け，認めながら【導く】行動が連鎖し，新人看護師の意志を尊重する姿勢が現れていた。未熟さや不安を抱えている新人看護師の状況をありのままに受けとめ，共に行動し，導く視点が，意欲を失わずに取り組むことを支援できると考えられた。

これらは，新人看護師の主体的な行動に沿って支援することを目的としていると考えられたため，「支援型」と分類した。

「解説パターン」は指導者の言葉から始まるパターンで，短い連鎖が特徴だった。機能は，「新人看護師の実践経験と関連させて，知識や理解を広げる」と推定した。連鎖の短さは「応答パターン」と似ていたが，パターンの機能としては認知的側面に限定している点に違いがあった。「課題解決パターン」は，【問う】と【聴く】との連鎖を起点に長く続き，その機能を「新人看護師が看護実践上の課題に取り組み，解決する過程の学びを支援する」と推定した。指導者と共に，実践上の課題に取り組んでいた「展開パターン」は連鎖が長く行動が多様で，その機能は，「一人立ちに向けた，安全で確実な看護を実践する能力を身につけること」と推定した。指導ポイントが次々に移っていき，やや網羅的に指導するパターンだった。「課題継続パターン」は，【聴く】と【問う】の連鎖で，順番が前後になる場合もある連鎖の短いパターンであり，機能は「新人看護師への課題提示」と推定した。ただし，必ずしもそのような機能が働かない場合もあると考えられた。
「解説パターン」，「課題解決パターン」，「課題継続パターン」，「展開パターン」は，機能は少しずつ異なるものの，指導者の考えや判断で主導する傾向があると考えられたため，「主導型」とした。

5．パターンの分析

指導者の行動の連鎖を手がかりに，７つの連鎖パターンを抽出し，１つを除いた６パターンの機能を明らかにすることができた。以下では，指導場面の指導者の行動を，①月別推移，②指導内容別の視点から分析する。尚，ここで述べる「パターン」とは，「指導者の行動の連鎖パターン」を意味する。
①パターンの月別推移は，新人看護師の経験の積み重ねに沿って，指導パターンがどのような変化を示したか，明らかにする。②指導内容別にみた指導パターンの傾向は，指導内容の個別性とどのように関連しているか，明らかにする。２つの分析により，指導パターンの構造と機能を詳細にとらえることが可能となり，同時にリフレクションを支援する指導の検討が進められると考える。

5.1．パターンの月別推移

パターンの月別推移を表Ⅳ-12と図Ⅳ-７，８に示した。表Ⅳ-12には，月別にパターンごとの場面数（上段）とその比率（下段）を表した。図Ⅳ-７にはパターンごとの月別場面数を，図Ⅳ-８にはパターンごとの月別比率をグラフに表した。
表およびグラフから明らかなように，各月とも「支援型」と「主導型」の指導が同時に行われていたが，全期間主導型が多い傾向が続いた。ただし，５月はやや「支援型」の「尊重パターン」の割合（%）が高く，主導型の「課題継続パターン」が低かった。指導者と行動を共にしながら新人看護師

表Ⅳ-12　パターンの月別推移（N ＝118）

<table>
<tr><td rowspan="2">月
パターン</td><td colspan="2">支援型</td><td colspan="4">主導型</td><td>その他</td><td rowspan="2">合計</td></tr>
<tr><td>応答
パターン</td><td>尊重
パターン</td><td>解説
パターン</td><td>課題解決
パターン</td><td>課題継続
パターン</td><td>展開
パターン</td><td>一方向
パターン</td></tr>
<tr><td rowspan="2">5月</td><td>5</td><td>15</td><td>7</td><td>9</td><td>1</td><td>10</td><td>4</td><td rowspan="2">51</td></tr>
<tr><td>10%</td><td>29%</td><td>14%</td><td>18%</td><td>2%</td><td>20%</td><td>8%</td></tr>
<tr><td rowspan="2">6月</td><td>5</td><td>5</td><td>8</td><td>7</td><td>8</td><td>3</td><td>4</td><td rowspan="2">40</td></tr>
<tr><td>13%</td><td>13%</td><td>20%</td><td>18%</td><td>20%</td><td>8%</td><td>10%</td></tr>
<tr><td rowspan="2">7月</td><td>5</td><td>1</td><td>5</td><td>3</td><td>5</td><td>5</td><td>3</td><td rowspan="2">27</td></tr>
<tr><td>19%</td><td>4%</td><td>19%</td><td>11%</td><td>19%</td><td>19%</td><td>11%</td></tr>
<tr><td>合計</td><td>15</td><td>21</td><td>20</td><td>19</td><td>14</td><td>18</td><td>11</td><td>118</td></tr>
</table>

<table>
<tr><td rowspan="2">月</td><td>上段</td><td>場面数</td></tr>
<tr><td>下段</td><td>%（月別）</td></tr>
</table>

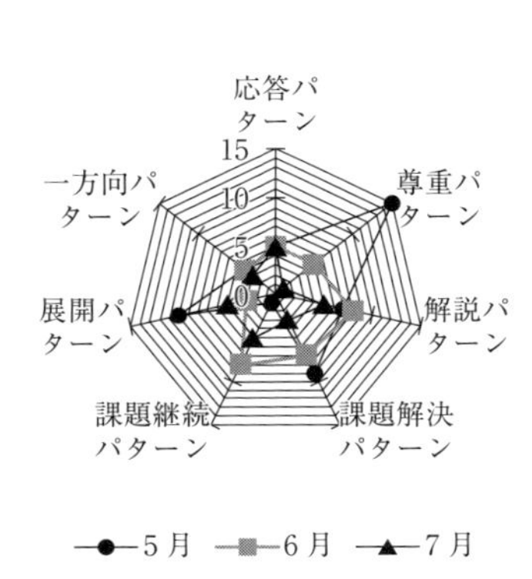

図Ⅳ-7　パターンの月別場面数（N ＝118）

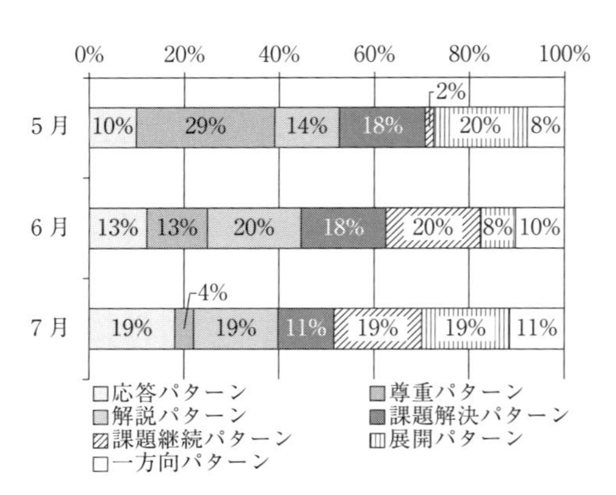

図Ⅳ-8　パターンの月別比率（N ＝118）

のペースで，「尊重パターン」のような指導が多く行われたと考えられる。また，「主導型」の「展開パターン」と「課題解決パターン」の割合（%）も多く，実践の中で，課題解決を含めた実践方法を覚えることに関心を向けた指導が行われたと考えられる。6月になると，「尊重パターン」と「展開パターン」の割合（%）が急激に減少し，「課題継続パターン」，「応答パターン」が増加した。7月には，「尊重パターン」の割合（%）がさらに減少し，「課題解決パターン」の割合（%）も減少したが，「展開パターン」，「応答パターン」は増加した。他のパターンの割合（%）は，ほぼ均等になった。

「尊重パターン」の減少傾向は，一人で行動することが増えるとともに，指導者との関わりが減少することと関連があると考えられる。「課題解決パターン」の減少も，一人で実施することが増えたことと関連し，実践上の課題を共に考える関わりが減ったことを表しているといえる。「展開パターン」は，他のパターンには見られない増減を示したが，一人で行動することが増えることにより，さらにミスを防ぐための網羅的な指導が必要だったと推測できる。「解説パターン」は増加傾向だが変化は少なく，一定のレベルで必要とされるパターンである可能性が高い。

パターンの月別推移の傾向は，指導者の関わりの頻度，言い換えれば，新人看護師が一人で行動する機会が増えたことと関連していると考えられる。指導者との関わりが多い5月は，主体的な行動を尊重した指導と共に，看護実践経験に即した実践上の課題解決に向けた指導も多く行われていたと考えられる。一人で行動し，一人で実施することが増えた6月は，学習課題の提示や解説するなどの指導によって理解の拡大を図る指導が増加したと考えられる。7月は，「尊重パターン」を除いて均等化したが，新人看護師が指導者と離れて行動することが増えたため，安全確保のための確認の指導が増えたと考えられる。

5.2. 指導内容とパターンの関係

新人看護師がOJTにおいて受ける指導内容は，「新人看護職員研修」の研修内容を参照するまでもなく多数存在する。ナースステーションやその周囲に限定した観察では，ナースステーション内での業務に対する指導や看護実践の準備およびそれを記録，報告するタイミングで行われる指導が中心になるが，その中の上位５つに焦点をあて，指導内容によるパターンの傾向を分析した。５つの指導内容に該当する指導場面は，88場面だった。

表Ⅳ-13には，指導内容別に各パターンの月別の数，合計を示した（表示例参照)。図Ⅳ-９には，指導内容別の各パターンの割合（%）を示した。

指導内容別のパターンは，個々に異なる傾向を示した。

「与薬」と「手術」は，生体への侵襲が大きいため，安全確保に最大限の

表Ⅳ-13　指導内容別パターン数（上位５つの指導内容　N＝88)

<table>
<tr><th></th><th colspan="2">応答</th><th colspan="2">尊重</th><th colspan="2">解説</th><th colspan="2">課題解決</th><th colspan="2">課題継続</th><th colspan="2">展開</th><th colspan="2">一方向</th><th>合計</th></tr>
<tr><td rowspan="3">与薬</td><td>1</td><td rowspan="3">6</td><td>1</td><td rowspan="3">1</td><td>2</td><td rowspan="3">5</td><td>2</td><td rowspan="3">7</td><td>0</td><td rowspan="3">3</td><td>2</td><td rowspan="3">6</td><td>2</td><td rowspan="3">5</td><td rowspan="3">33</td></tr>
<tr><td>2</td><td>0</td><td>2</td><td>3</td><td>3</td><td>1</td><td>2</td></tr>
<tr><td>3</td><td>0</td><td>1</td><td>2</td><td>0</td><td>3</td><td>1</td></tr>
<tr><td rowspan="3">行動計画</td><td>0</td><td rowspan="3">1</td><td>0</td><td rowspan="3">0</td><td>3</td><td rowspan="3">4</td><td>2</td><td rowspan="3">3</td><td>0</td><td rowspan="3">1</td><td>0</td><td rowspan="3">3</td><td>1</td><td rowspan="3">2</td><td rowspan="3">14</td></tr>
<tr><td>1</td><td>0</td><td>0</td><td>1</td><td>1</td><td>2</td><td>0</td></tr>
<tr><td>0</td><td>0</td><td>1</td><td>0</td><td>0</td><td>1</td><td>1</td></tr>
<tr><td rowspan="3">手術</td><td>0</td><td rowspan="3">0</td><td>5</td><td rowspan="3">7</td><td>0</td><td rowspan="3">1</td><td>1</td><td rowspan="3">4</td><td>0</td><td rowspan="3">0</td><td>1</td><td rowspan="3">2</td><td>0</td><td rowspan="3">0</td><td rowspan="3">14</td></tr>
<tr><td>0</td><td>2</td><td>0</td><td>2</td><td>0</td><td>0</td><td>0</td></tr>
<tr><td>0</td><td>0</td><td>1</td><td>1</td><td>0</td><td>1</td><td>0</td></tr>
<tr><td rowspan="3">報告</td><td>1</td><td rowspan="3">1</td><td>1</td><td rowspan="3">1</td><td>2</td><td rowspan="3">3</td><td>1</td><td rowspan="3">2</td><td>1</td><td rowspan="3">4</td><td>3</td><td rowspan="3">3</td><td>0</td><td rowspan="3">0</td><td rowspan="3">14</td></tr>
<tr><td>0</td><td>0</td><td>1</td><td>1</td><td>2</td><td>0</td><td>0</td></tr>
<tr><td>0</td><td>0</td><td>0</td><td>0</td><td>1</td><td>0</td><td>0</td></tr>
<tr><td rowspan="3">看護記録</td><td>2</td><td rowspan="3">4</td><td>4</td><td rowspan="3">6</td><td>1</td><td rowspan="3">1</td><td>0</td><td rowspan="3">0</td><td>0</td><td rowspan="3">1</td><td>0</td><td rowspan="3">0</td><td>1</td><td rowspan="3">1</td><td rowspan="3">13</td></tr>
<tr><td>1</td><td>2</td><td>0</td><td>0</td><td>1</td><td>0</td><td>0</td></tr>
<tr><td>1</td><td>0</td><td>0</td><td>0</td><td>0</td><td>0</td><td>0</td></tr>
</table>

表示内容：

<table>
<tr><td></td><td colspan="2">指導者の行動の連鎖パターン</td></tr>
<tr><td rowspan="3">指導内容</td><td>５月</td><td rowspan="3">合計</td></tr>
<tr><td>６月</td></tr>
<tr><td>７月</td></tr>
</table>

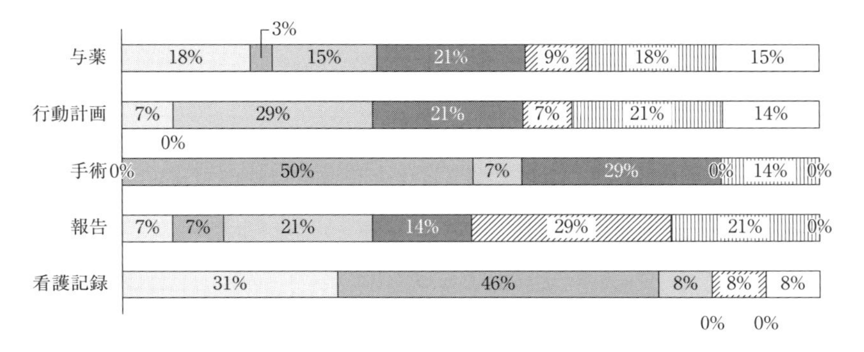

図Ⅳ-9　指導内容別パターンの比率（上位5つの指導内容　N＝88）

注意を払う必要があり，緊張感の高い実践になる場合が多い。これらに多いのは，「課題解決パターン」と「展開パターン」で，ほぼ各月にみられた。つまり，「与薬」と「手術」は，これらのパターンの指導を長い期間にわたり必要とする実践であることを示唆している。一方，異なっていたのは，「尊重パターン」である。「手術」では50％と多かったが，「与薬」では3％と少なかった。「手術」の中に含まれる術前準備の指導において，術前準備の経験を優先させる指導の中で増えた可能性が高い。さらに，「与薬」で18％見られた「応答パターン」が，「手術」では0％だった。単純な応答による指導は，「手術」に関する実践の中では行われにくい傾向があると考えられる。

「報告」，「看護記録」は，ナースステーション内で行われる業務である。自ら実践した看護を専門用語で他者に伝わるように，口頭や記述の手段で表現し，他職種の医師，薬剤師，理学療法士などの医療スタッフと患者に関する情報を共有する目的が共通している。知識や思考，判断の集約の場面であるが，「報告」では主導型のパターンが中心で，「解説パターン」，「課題継続パターン」，「展開パターン」が多かった。これは，報告のタイミングに合わせて，新人看護師の実践の中での行為，判断や思考などを問い，確認することが多かったことを表すと考えられる。そして，「報告」で特徴的に多い「課題継続パターン」は，報告内容から学習課題を提示する指導が多かったことが推測される。「看護記録」は支援型のパターンが中心で，「応答パターン」，「尊重パターン」が多かった。記録内容は後に修正することを前提に，新人看護師の経験を優先させていたことと関連していたと考えられる。２つとも，５月と６月の指導が多く，７月は減少しており，徐々に一人で行うようになったことがうかがえる。

「行動計画」は，勤務開始直後に，新人看護師自身の行動調整を指導者の指導のもとで行うことが多い。したがって，一日の行動が始まる前の準備段階の指導であるが，主導型の「解説パターン」，「課題解決パターン」，「展開パターン」が多く，各月に見られた。「行動計画」は準備段階という点で，「報告」と対応する関係にあるが，実践の連続性を考慮すると，実践の中の行為や判断，思考を整理する点で共通点がある。つまり，前日までの実践経験から得た「知」や既習の「知識」をもとに，「行動計画」の形に作り上げるからである。「主導型」のパターンが多いのは，行動の調整によりミスを防ぎ，看護実践の内容に大きな影響を与えるとの判断があるものと推測される。

5.3. パターン分析のまとめ

指導者の行動の連鎖パターンを，①月別推移，②指導内容の２つの視点から分析した。結果は，それぞれのところで述べたとおりであるが，表Ⅳ-14に改めて整理した。

「支援型」と「主導型」の割合は，全期間「主導型」が多い傾向は変わらず，「支援型」の減少とともに「主導型」が増加する傾向にあった。その中で，「支援型」の「尊重パターン」の急激な減少，「主導型」の「課題解決パターン」の緩やかな減少，主導型の「課題継続パターン」の増加傾向は，徐々に一人で行動するようになった新人看護師の変化と関連があると推測された。ただし，一人で行動できることは，一人で確実に実践できることと異なり，不安を抱えながら一人で実施する経験を重ねていると考えられるため，不安なときにはすぐに確認する行動がとれることが安全な実践につながる。そのような状況が影響し，「解説パターン」，あるいは支援型の「応答パターン」が増加傾向にあったと考えられる。「展開パターン」は，一人で行動する際のミスを防ぐ目的で継続して行われていたと考えられる。

また，指導内容の「与薬」と「手術」の術後ケアは，安全を優先する実践の中の判断や思考が問われることを反映して，「課題解決パターン」や「展開パターン」が多くなったと考えられた。同様に，「報告」や「行動計画」は，実践前，後で行為の根拠となる知識，行為の中の思考を問われることが多いため，「解説パターン」や「課題解決パターン」や「展開パターン」が多かったと考えられる。「手術」の術前ケアと「看護記録」は，経験を優先させる指導が可能なため「尊重パターン」が多かったと考えられる。

6．考察

OJTにおける指導者の具体的な指導行動のパターンの分析により，新人看護師への指導を浮き彫りにすることができた。パターンは，指導者と新人看護師との「対話」あるいはコミュニケーションの視点から捉えたものであることは分析方法に示したが，そこにはリフレクションを支援する意味も含まれている，と仮定した。「対話リフレクション」[24)]や生涯学習におけるメンタリング[25)]を参照すれば，その可能性は高い。

以下では，これまでの分析結果を統合し，各パターンの指導者の行動を再吟味したうえで，新人看護師のリフレクションが支援された可能性を考察する。この際，分析方法に示したリフレクションの定義，すなわち，「専門職の実践の中で『行為の中の知』[26)]を探究する反省的思考[27)]」を踏まえる。

表Ⅳ-14　指導者の行動の連鎖パターン　分析結果

<table>
<tr><th rowspan="2">型</th><th rowspan="2">指導
パターン</th><th colspan="3">指導者の行動の連鎖</th><th rowspan="2">指導の機能</th><th colspan="4">分析のまとめ</th></tr>
<tr><th>前行動</th><th>連鎖</th><th>後行動</th><th colspan="4">月別推移（数・%），指導内容</th></tr>
<tr><td rowspan="10">支援型</td><td rowspan="5">応答
パターン</td><td rowspan="2">「質問を
聴く」</td><td rowspan="5"></td><td>「質問に
答える」</td><td rowspan="5">新人看護師の能力，状況に合わせた理解，意欲の促進を図る</td><td>5月</td><td>6月</td><td>7月</td><td rowspan="5">一人で行動することが増えることと関連し，徐々に増加。新人看護師が知識を確認する場面で多い。</td></tr>
<tr><td>「説明する」</td><td>5</td><td>5</td><td>5</td></tr>
<tr><td rowspan="3">「報告を
聴く」</td><td>「指示する」</td><td>10%</td><td>13%</td><td>19%</td></tr>
<tr><td>「助言する」</td><td colspan="3" rowspan="2">与薬・看護記録</td></tr>
<tr><td>「認める」</td></tr>
<tr><td rowspan="5">尊重
パターン</td><td>「一緒に
実施する」</td><td rowspan="5"></td><td>「説明する」</td><td rowspan="5">新人看護師の不安や疑問などの思いの表出を促し，看護実践に取り組むことを支援する</td><td>5月</td><td>6月</td><td>7月</td><td rowspan="5">指導者と共に行動する時期に多く，一人で行動する段階への移行過程で急激に減少する。経験の中での気づきを重視するため，経験を優先するが，即時的に安全を脅かすことのない実践の指導で多い。</td></tr>
<tr><td>「見守る」</td><td>「質問を
聴く」</td><td>15</td><td>5</td><td>1</td></tr>
<tr><td>「質問を
聴く」</td><td>「質問に
答える」</td><td>29%</td><td>13%</td><td>4%</td></tr>
<tr><td></td><td>【導く】</td><td colspan="3" rowspan="2">手術（術前ケア）・
看護記録</td></tr>
<tr><td></td><td>【問う】</td></tr>
<tr><td rowspan="4">主導型</td><td rowspan="4">解説
パターン</td><td>「説明する」</td><td rowspan="4"></td><td>「説明する」</td><td rowspan="4">新人看護師の実践経験と関連させて，知識や理解を広げる</td><td>5月</td><td>6月</td><td>7月</td><td rowspan="4">実践経験の中の疑問やわからないことの理解を拡大する指導で，一定のレベルで必要な指導。経験の準備，まとめのタイミングで多い。</td></tr>
<tr><td>【問う】</td><td>「助言する」</td><td>7</td><td>8</td><td>5</td></tr>
<tr><td>「一緒に
実施する」</td><td></td><td>14%</td><td>20%</td><td>19%</td></tr>
<tr><td></td><td></td><td colspan="3">行動計画・報告</td></tr>
</table>

型	指導パターン	指導者の行動の連鎖			指導の機能	分析のまとめ			
		前行動	連鎖	後行動		月別推移（数・%），指導内容			
	課題解決パターン	【問う】	→【聴く】 →【伝える】	【聴く】	新人看護師が看護実践上の課題に取り組み，解決する過程の学びを支援する	5月	6月	7月	指導者とともに実践上の課題を解決する過程で，患者の安全を脅かす実践内容に関連する指導場面に多い。減少しながら継続する。
		【聴く】	→【問う】 →「認める」	【伝える】		9	7	3	
				【問う】		18%	18%	11%	
				「認める」		与薬・行動計画・手術（術後ケア）			
	課題継続パターン	【聴く】	←→	【問う】	新人看護師への課題提示	5月	6月	7月	新人看護師が気づかないことを問い，課題を与える。実践後に実践をまとめて報告する対話の中で多い。
						1	8	5	
						2%	20%	19%	
						報告			
	展開パターン	「説明する」	←→	多様	一人立ちに向けた，安全で確実な看護を実践する能力を身につけること	5月	6月	7月	新人看護師が一人で行動できるように，実務的な知識や判断を漏れなく覚えることが優先される。多くの実践の指導で多用される。
		「一緒に実施する」				10	3	5	
		【問う】				20%	8%	19%	
		【聴く】				与薬・行動計画・手術・報告			
		【導く】							
		【示唆する・認める】							
その他	一方向パターン	【聴く】	なし		指導者の行動の範囲	5月	6月	7月	
		「説明する」				4	4	3	
						8%	10%	11%	
					合計	51	40	27	

6.1. リフレクションの支援の可能性が高いパターン

新人看護師のリフレクションを支援した可能性の高いパターンは，「支援型」では「尊重パターン」，「主導型」では「解説パターン」と「課題継続パターン」の3パターンと推論した。

「尊重パターン」は，「見守る」，「聴く」，「説明する」などの行動の連鎖による新人看護師の意志や行動を尊重するパターンで，実践経験を優先した指導において多く見られ，6月，7月と経過するにつれ急激に減少していた。このことは，一人で行動するようになったことと関連があると分析した。しかし，かろうじて一人で行動できるとはいっても，不安を抱えながら実践していると捉えることが適切である。新人看護師の不安は，新人看護師教育の先行研究[28)]を参照するまでもなく，当然である。

このような状況の新人看護師に，「尊重パターン」がもたらした意義は，新人看護師が本格的に看護実践の場へ参加する「橋渡し（mediation）」とそのための「励まし（encouragement）」と考えられる。すなわち，未熟な実践に躊躇しがちであってもけして否定せず，新人看護師の考えや方法で経験してみるよう促し，それを支えている。いわば，認知的徒弟制あるいは状況的学習における正統的周辺参加[29)]を支える「橋渡し」や「励まし」の役割を担っていたと考えられる。同時に，新人看護師に，自らの経験から気づいたことを質問や報告という形で表現させ，それをきっかけに知識の獲得へと導く指導には，気づくことの重要さに加え，そのような思考のあり方も伝えていると考えられる。例えば，次頁に示す2場面の観察記録（表Ⅳ-15）は，とりわけ「尊重パターン」の意義を表している。いずれも，5月の指導場面だが，見守りのもとで経験させたうえで質問を受け，答えて，進めている点が共通している。

認知的徒弟制あるいは状況的学習は，レイブとウェンガーの研究によって広く知られている学習理論であり，正統的周辺参加は「ゆるやかな条件のもとで実際に仕事の過程に従事することによって業務を遂行する技能を獲得していく」[30]といわれている。新人看護師のOJTにおける学習環境は，医療現場の様々な制約と専門職としての責任から免れず，ゆるやかな条件のもととは言えない。「尊重パターン」の「橋渡し」と「励まし」が実践への主体的な参加を促し，経験の主体者としてあることを支えたと考えられる。また，経験における反省的思考について，早川（1994）は「『私』という主体的自

表Ⅳ-15 「尊重パターン」の観察記録（一部）

No.	月	指導内容	観察記録	観察記録を読んだ感想	
				指導者の記述	新人看護師の記述
4 A	5月	術後ベッド準備	新人看護師は，緊張した表情で手元のメモをみながら術後ベッドを準備している。指導者は，それを，距離を置いて見ている（**見守る**）。新人看護師は「○○について教えてください」と不明なことを指導者に質問し（**質問を聴く**），指導者は質問に答える（**質問に答える**）。新人看護師は，病室までを何度も行き来している。指導者は，術後ベッドの準備状態を確認し，「大丈夫だよ」（**認める**）と伝える。新人看護師は，うれしそうに笑顔になる。	できたことはできたと本人に戻すことが必要だと思った。	
14A	5月	術後1日目の観察，点滴管理	新人看護師が観察のために訪室した際，あえて言わなかった（**見守る**）。新人看護師は，術後1日目の患者の観察結果を報告する（**報告を聴く**）。報告内容について，観察ポイント，判断のしかた，血圧と降圧剤，痛み，炎症と抗生剤の関連を説明する（**説明する**）。点滴ボトルも一緒にもっていくとよい，と説明する（**説明する**）。新人看護師は，メモをとりながらうなづいている。	無駄な行動を少しでもなくすために実際に行動をとってもらってからあえて注意しようと思っていた。	最初の時点ですべて言うのではなく，後からの指摘があって自ら気づけるようにしていてくれたのかと感じた。

我が経験のなかに現れてくるのは，統合された未分化な相互作用を反省的思考によって何らかの具体的意図でもって識別しようとする段階においてである」[31]と述べ，「主体的自我」が現れることが反省的思考の条件として欠かせないことが読み取れる。ここにおいて「尊重パターン」は，経験の主体としての新人看護師が反省的思考によって実践の中の行為の知を探究し，思考を深める過程を支援していると考えられることから，リフレクションの支援の可能性があると推論する。

「主導型」の「解説パターン」と「課題継続パターン」は，共に通常の「対話」と異なる応答形体をとり，それは「甲の話が乙に届き，それが刺激になって乙から甲へ話が届く『交流話線』」[32]が曖昧なパターンだった。

まず，「解説パターン」は，指導者からの説明や助言が２～３回重ねられ，問いに対して自分で説明する連鎖のパターンで，日常生活のコミュニケーション場面では少ない「対話」形式だった。表Ⅳ-16に示した２場面でも，指導者が一方的に話している様子がある。しかし，指導者が説明をくり返し，問いかけて自分で答える指導に違和感を覚えることは少ない。このような連鎖のパターンがもつ指導上の意義とは何か。

同様のことは，「課題継続パターン」にも認められた。「課題継続パターン」は，指導者の提案や問いかけで連鎖が終了するパターンで，表Ⅳ-17に示した２場面に見られるように，指導者が伝えたメッセージが新人看護師に伝わっているのか，どうか，曖昧になってしまっている。指導者は，新人看護師になぜ確認を取らないのか，その意図は何か。

このような「交流話線」[33]が曖昧な対話による指導は，指導者が新人看護師の反応を無視した結果とは考えられない。「解説パターン」は，新人看護師の返答がないことを「答えられない」，「答えに窮している」メッセージとして受け止め，説明したと考えた方が適切である。結果的に，考える課題を明確に焦点化して提示し，その上で解説したと考えられる。「課題継続パターン」は，「判断を伝える」形式をとりながら課題を提示し，あえて判断

表Ⅳ-16　解説パターンの観察記録（一部）

No.	月	指導内容	観察記録	観察記録を読んだ感想	
				指導者の記述	新人看護師の記述
18B	6月	他部門との連携・検査書類の手続き	指導者は，新人看護師に「このまま，検査指示書を中に入れてもらって」と検査の予約手続きを一緒に実施する（**一緒に実践する**）。指示内容の確認，内視鏡検査について，前処置の内容が診療科により異なり，病変部の位置でも違う，などと説明する（**説明する**）新人看護師は，うなづく。	内視鏡検査でも処置や検査内容が違うんだ。覚えられるかな。	
27C	7月	術後のケア・当日	指導者は，「術後患者の柵は安全のために必要だが，四方全部が囲われており，患者の気持ちを考えたときにどうか」と新人看護師に問う（**判断を問う**）。「囚われているような，拘束されているような感じにならないか」と説明する（**説明する**）。「患者さんへは，麻痺が出るかもしれないと説明したか。顔面に麻痺が出たら驚くと思うから，説明してあげないと。患者さんの気持ちを考えて看護しないと」と指導を受ける（**助言する**）。	一人で何も聞かず動いていたので見に行くと四点柵だった。そうした理由を問うと，柵がなかったからと返答があった。患者さん目線で看護してもらいたかったためそう指導した。	患者の立場になって行動していなかったということに気づいた。

を性急に問わない対応をとったと考えられる。これら2つのパターンは，新人看護師の自己内対話[34]による思考の深まりを導いたと考えられ，リフレクションの支援に通じる指導であったと推論できる。

6.2. リフレクションの支援の可能性が低いパターン

リフレクションの支援の可能性が低いと考えられたパターンは，「支援型」の「応答パターン」，「主導型」の「課題解決パターン」と「展開パターン」

表Ⅳ-17 「課題継続パターン」の観察記録（一部）

No.	月	指導内容	観察記録	観察記録を読んだ感想	
				指導者の記述	新人看護師の記述
24B	6月	与薬・投与の判断	指導者は，新人看護師の「体温，37.1度」という報告を聴く（**報告を聴く**）。「そうだね，○○ル○レン座薬は，21時だっけ？37.1度だったらまだ使うほどじゃないか」と判断を伝える（**判断を伝える**）。新人看護師はうなづいて聞いている。		
4C	7月	検査・採血	指導者は，スピッツと採血する血管について「点滴と違う部位で」（**助言する**）「取れなかったらお願いします」（**依頼を聴く**）「まず自分でやってみて，それからだね」（**行動を促す**）	点滴の有無関係なく血管があるところで採血しそうだったため。採血する前から言っていたため。	

の3パターンだった。

「支援型」の「応答パターン」は，新人看護師が疑問に思ったこと，わからないことを尋ね，指導者が答える，という短い応答の連鎖を特徴としていた。新人看護師の立場で考えれば，曖昧な知識を指導者に確認することによりミスを起こす不安から少しでも解放されて次の行動に移ることができるため，新人看護師の不安に対する効果は大きい。一人で行動するようになってからパターン数が増加したのは，その影響と考えられる。

では，「応答パターン」における新人看護師の思考は，どのようなものか。「応答パターン」の観察記録（表Ⅳ-18）に示された単純な応答の連鎖からは，新人看護師の知識を補うことが第一義的な目的になっていると推測され，これのみならば情報伝達の意味にとどまっている。5月と7月のいずれにおいても，情報伝達の範疇である。新人看護師の経験にもとづく「問い」から始まる連鎖であれば，自らの「行為の中の知」を探究することにつながる可能性が高くなるであろうが，経験が少なく覚えることに関心が向きがちな時期という条件では難しい課題であろう。したがって，この段階の「応答パターン」には思考の深まる要因が少なく，リフレクションはそれに先行する実践経験が重要な意味をもつことを示唆している。これは，時期が異なれば，「応答パターン」におけるリフレクション支援の可能性を示唆するものである。

つづいて，「主導型」の「課題解決パターン」は，【問う】，【聴く】の連鎖が多かった。患者の安全を脅かす，クリティカルな条件での実践に関わる指導場面で多く見られた。「問う」ことに関連して，藤岡（2000）は発問の機能に「学習の動機を高めること」や「感性に働きかける」[35]を挙げる。そして，「子どもの応答は，何より子どもの表現としてとらえることが必要なのである」[36]とする。教師の視点から評価的に捉えることは，子どもの真意を誤ってとらえることへの警鐘であろうが，これは，大人の学習者にも当てはまることである。

「課題解決パターン」は，表Ⅳ-19に示したように新人看護師と指導者の緊

表Ⅳ-18　「応答パターン」の観察記録（一部）

No.	月	指導内容	観察記録	観察記録を読んだ感想	
				指導者の記述	新人看護師の記述
3A	5月	与薬・投与方法	新人看護師は，処方箋と薬液の確認をしながら，シリンジに詰めた薬液をどのようにして投与するかという質問をしている（**質問を聴く**）。一つ一つ，丁寧に質問にそって説明している（**説明する**）。		投与についての経験があまりなかったので，間違ったりしないようにしなくてはいけない。
25C	7月	看護記録・記録	新人看護師は，術後の観察結果を看護記録に記載する際に，指導者に「右○位でいいのか」と表記用語を質問している（**質問を聴く**）。指導者は「そうだね，右○位でいいね」と答える（**質問に答える**）。	顔麻痺が勉強不足だなと感じた。	

張感が伝わってくるような指導場面であり，指導者が繰り返す【問う】や【聴く】は，ミスのない安全な実践方法を見いだす過程と捉えられる。また，その過程で明らかになる不足や予測されるミスは指導者が補うことが前提となっている。新人看護師の思考が入り込む余地は少なく，指導者が意図する方向に導かれている。すなわち，指導者による確認の意味合いが強いと考えられる。ただし，指導者が問いを繰り返し，その答えを聴く過程では，少なくとも新人看護師の反応に沿った指導が行われていた。例えば，答えに誤りや不足がある場合や答えられなかった場合には，質問を変えて問い，一緒に考え，実践する，などである。これらの応答が，藤岡（2000）の述べる「学習動機を高める」などの意味を新人看護師にもたらしたか否か不明だが，新人看護師は不足する知識を補い，安全な実践の構造や考え方を知ることができたと言える。

「課題解決パターン」は，問題解決プロセスに準じた思考が求められ，何よりミスが許されない緊張感の中で行われることが多い指導パターンである。そのため，新人看護師が主体的に経験の意味を考える機会にはなりにくく，この時期の新人看護師のリフレクションを支援した可能性は低かった，と推論する。ただし，新人看護師が一人で実施できる程度に経験を重ねた段階においては，その限りではなく，むしろ【問う】ことが反省的思考のきっかけになるパターンと考えられる。

「展開パターン」は，多様な指導者の行動の連鎖を特徴とする，業務を覚える側面が強いパターンで，一人で実施できることが目指されたパターンと考えられた。表Ⅳ-20には，５月の「観察，報告」の指導場面を示した。

OJT において，業務を覚えることが重視されるのは当然のことであり，安全のための確認，指導を受けて実践することも重要である。５月において，展開パターンが多く観察された理由もそこにあるだろう。ただし，次々と指導が連鎖する過程で，指導内容を覚えることに関心が向き，考える余裕は生まれにくく，何より新人看護師の経験の中に主体が現れにくいと考えら

表Ⅳ-19　「課題解決パターン」の観察記録（一部）

No.	月	指導内容	観察記録	観察記録を読んだ感想	
				指導者の記述	新人看護師の記述
28A	5月	術後の観察	指導者は，新人看護師の麻酔覚醒の観察方法（全身麻酔について不明な行動の根拠を問う（**判断を問う**）。新人看護師は，自分の考えを伝える（**問いの答え・判断を聴く**）。指導者は，麻酔の種類が異なるこれまでの経験をもとに観察したのか，と問う（**判断を問う**）。患者が受けた麻酔の種類を問い（**知識・理解を問う**），麻酔の種類と手術の関係，酸素投与や術後の身体反応の関係について問う（**知識・理解を問う**）。指導者は，予測される麻酔の影響による症状とその場合の対処を新人看護師に投げかけて，一緒に考え（**一緒に考える**），患者に確認するために新人看護師と一緒に病室へ行く（**一緒に実践する**）。		
3B	6月	行動計画	指導者は，新人看護師の受け持ち患者をどのように看護していくのかを問う（**考えを問う**）。受け持ち患者は，点滴による重要な治療（**化学療法**）の計画がある。新人看護師は，考えがまとまっていないといいながら，治療に関連する観察についての考えを伝える（**問いの答え・考えを聴く**）。指導者は，前日の反省を踏まえた考えを再度問い（**考えを問う**），新人看護師の考えを聴く（**問いの答え・考えを聴く**）。さらに，前日の反省点について考えを問う（**考えを問う**）。新人看護師は，点滴ルートによりつなぎ方が異なることに勘違いがあったと答える（**問いの答え・考えを聴く**）。指導者は，点滴ルートによる違いについて問い（**知識・理解を問う**），新人看護師は末梢ルートの問題点を答える（**問いの答え・知識理解を聴く**）。そして，指導者は仮に問題が起きた場合の対処をどうするかと問い（**判断を問う**），新人看護師の判断を聴く（**問いの答え・判断を聴く**）。指導者は，関連する投与する薬の学習と管理のマニュアルを見ることを指示し（**指示する**），一日の行動の流れを整理するように促す（**促す**）。	前日リーダーさんが見ていてくれたので，本人の反省を含めて次は間違えないように観察が必要。	化学療法の注意点を自分で整理したが抜けている部分があり，指摘を受けてそうだった，と思いだしたり，気づかされる部分が多かった。時間にとらわれすぎず，確認をきちんとしなければと思った。

表Ⅳ-20　展開パターンの観察記録（一部）

No.	月	指導内容	観察記録	観察記録を読んだ感想	
				指導者の記述	新人看護師の記述
48A	5月	観察，報告	指導者は，皮膚や浸出液や症状の観察，申し送りの方法，薬効，医師との連絡調整について，詳しく新人看護師に問いながら（**知識・理解を問う，判断を問う**），説明する（**説明する**）。報告方法について，説明する（**説明する**）。新人看護師は，メモをとる。直後に担当医師へ報告する際，指導者から助言を受けながら（**助言する**）患者の退院希望を伝え，調整を図る。指導者は，見守る（**見守る**）。		観察したことに関してどこを細かく観察しなければいけないか，どう報告すべきか教えてもらいながら考えた。

れる。つまり，「展開パターン」はこの段階ではリフレクションの支援にはつながりにくいと推論される。

「応答パターン」，「課題解決パターン」，「展開パターン」は，リフレクションの支援の可能性が低いと推論したものの，新人看護師が看護の方法を覚え，安全性を確保するために必要な指導である。唐澤ら（2008）の研究報告によれば，新人看護師が求める4つの支援は「【一緒に考え，一緒に対応】，【職務遂行上の助言・指導】，【いつでも温かく対応】，【実践力の評価者】」[37]であったという。新人看護師の実践を支援する上で，上記のパターンが欠かせない指導であることを物語っている。これらの3パターンの指導がリフレクションを支援する可能性が高まるとすれば，指導者の「問い」や「説明」などを新人看護師自らが経験とつなぐ段階に至ってからであろう。すなわち，経験の中に「主体」が現れることと関連があると言える。したがって，実践経験の積み重ねと共に，3パターンのリフレクションの支援に関する指導上の意義は変化すると考えられる。

6.3. リフレクションを支援する指導とは

リフレクションを支援する可能性が高いパターンと可能性の低いパターンの違いは，月別推移と指導内容に現れていた。月別推移を大まかに言えば，可能性の高いパターンは，5月に「尊重パターン」，6，7月に「課題継続パターン」，各月一定で変化の少ない「解説パターン」のような傾向を示した。これに対し，リフレクションを支援する可能性が低いパターンは，増減はあるものの各月に一定の割合で行われていた。また，指導内容別に傾向をみると，リフレクションを支援する可能性が高いパターンは，「看護記録」，「術前準備」の指導に多く，可能性が低いパターンは，「与薬」，「行動計画」，「術後ケア」，「報告」で多い傾向にあった。これは，比較的ゆったりした状況での実践の指導にリフレクションの支援の可能性が高いパターンが多く，クリティカルでミスの許されない実践や複雑で難易度の高い実践には支援の可能性が低いパターンが多かったことを示している。すなわち，新人看護師の未熟な実践に配慮しながら，リフレクションを支援する指導が早期から行われていたと考えられる。

このようなパターン全体のバランスの概観から，リフレクションを支援する指導が備えるべき特徴をあげるとすれば，「『私』という主体的自我の現れ」[38]である。実践経験の中に新人看護師が「『私』という主体的自我」を実感できるように支援することは，恐らくリフレクションを支援する指導の根幹に位置づくことである。リフレクションを支援する可能性が低い3パターンのうち，「課題解決パターン」と「展開パターン」には，それが特に示唆されていたと考える。

7．結論

新人看護師のOJTにおける指導場面の観察から，指導者の行動の連鎖に注目してパターンを抽出・分析し考察を加えた結果，パターンの指導上の意義およびリフレクションの支援との関係について，以下の結論を得た。

1．118指導場面の指導者の行動の連鎖分析から，７パターンを抽出した。すなわち，「応答パターン」，「尊重パターン」，「解説パターン」，「課題解決パターン」，「課題継続パターン」，「展開パターン」，「一方向パターン」であった。
2．７つのパターンのうち，「一方向パターン」を除く６つのパターンを分析した結果，「支援型」２パターンと「主導型」４パターンに分類された。月別や指導内容別に特徴的なパターンが明らかになった。
3．新人看護師のリフレクションを支援する可能性が高いパターンは，「尊重パターン」，「解説パターン」，「課題継続パターン」の３パターンと推論された。「応答パターン」，「課題解決パターン」，「展開パターン」の３パターンは，リフレクションを支援する可能性が低いと推論されたが，実践経験の積み重ねと共に指導上の意義が変化すると考えられた。
4．リフレクションを支援する指導は，新人看護師の未熟な実践能力に配慮しながら，「『私』という主体的自我の現れ」を特徴とするパターンであると考えられた。

8．本章の限界と課題

尚，本章の限界は，指導行動のカテゴリーの信頼性，観察場面，観察期間の限定が挙げられる。指導行動のカテゴリー５分類，20項目は，先行研究の検討に筆者の教育経験を加えて作成した。看護教育経験25年以上の研究者のスーパーバイズを受け修正を加えたが，信頼性をさらに高める必要がある。観察場面は，ナースステーションおよびナースステーションの周囲に限った。そのため，患者のベッドサイドで行われる看護実践の観察を含めていない。これは，指導者の指導と看護実践の内容との関係を捉えることができない限界を生む。また，観察期間は，新人看護師が指導者の指導を受けながら，業務を覚えていく期間に限定した。これは，看護実践の方法を学び，一人で実施することが多くなる時期だった。さらに実践経験を積んだのちの調査であれば，指導者の行動の連鎖パターンやリフレクションの支援の指導が異なる可能性がある。

本章の結果は，指導場面の観察から得られた結果である。リフレクションとの関わりについての推論は，指導者や新人看護師の認識と一致していたとは限らない。認識の一端は，観察記録を読んだ感想欄の記録からうかがい知ることができるが，未記入欄があること，観察時点から月単位の時間経過後の想起による記述であることを考慮したうえで読み取る必要がある。この点は，次章におけるインタビュー結果と併せて検討する。

注

1）厚生労働省（2010）『新人看護職員研修について』http://www.mhlw.go.jp/bunya/iryou/oshirase/100210.html
2）厚生労働省（2014）『新人看護職員研修ガイドライン　改定版』http://www.mhlw.go.jp/stf/shingi/0000037502.html
3）日本教育工学会編（2000）『教育工学事典，OJT，OffJTの項』実教出版，18.
4）澤本和子，お茶の水国語研究会（1996）『わかる・楽しい説明文授業の創造　授業リフレクション研究のススメ』東洋館出版社，151-152.
5）ジル・ニコルス（2011）『第12章　メンタリング―「教える」わざ・「学ぶ」わざ，ピータージャビス（編著），渡邊洋子・吉田正純（監訳）生涯学習支援の理論と実践　教えることの現在』明石書店，265-266.
6）奥野信行（2010）新卒看護師は看護実践プロセスにおいてどのように行為しつつ考えているか　―臨床現場におけるエスノグラフィーから―『園田学園女子大学論文集』44，68.
7）村松照美，渡部勇弥（2008）市町村新任保健師と熟練保健師の対話リフレクションの意味『山梨県立大学看護学部紀要』10，49-58.
8）永井則子（2009）『プリセプターシップの理解と実践　新人ナースの教育法，3版』日本看護協会出版会.

9）ドナルド・A・ショーン，柳沢昌一・三輪建二監訳（2007）『省察的実践とは何か　プロフェッショナルの行為と思考』鳳書房，64.

10）赤堀侃司（1989）教授・学習行動のパターン分析『日本教育工学雑誌』13(4)，139.

11）西之園晴夫（1981）『教育学大全集30　授業の過程』第一法規，116-138.

12）前掲書　11，129.

13）柳澤美香（2010）急性期病棟における中堅看護師の新人看護師に対する助言・指導の構造『日本赤十字看護学会誌』11(1)，9-17.

14）柳井田恭子他（2010）新人看護師支援の秘訣とその構造　新人看護師支援者の実践から看護を可視化する『日本看護学会論文集：看護教育』40，66-68.

15）小澤知子（2012）教育担当者のOJTにおける教育的支援について　―新人看護師の点滴静脈内注射技術指導場面をとおして―『第42回日本看護学会論文集（看護管理）』115-118.

16）吉富美佐江，舟島なをみ（2006）プリセプターと新人看護師の相互行為に関する研究，『看護学教育研究』15(2)，12-13.

17）前掲書　9），3-75.

18）早川操（1994）『デューイの探究教育哲学　―相互成長をめざす人間形成論再考―』名古屋大学出版会，221.

19）日本看護協会：看護実践情報，看護政策「7対1入院基本料」の創設，患者7名に対して1名の看護師を配置する基準．http://www.nurse.or.jp/nursing/practice/seisaku/index.html

20）前掲書　8）.

21）ウイリアム・S・ハウエル（著），久米昭元（著・訳），(1992)『感性のコミュニケーション　―対人融和のダイナミズムを探る―』大修館書店，20.

22）村松賢一（2001）『対話能力を育む　話すこと・聞くことの学習　―理論と実践―』明治図書，36.

23）前掲書　11），130.

24）前掲書　4），151-152.

25）前掲書　5），265-266.

26）前掲書　9），3-75.

27）前掲書　18），221.

28）福井トシ子（2009）新卒看護師の基本的看護技術習得状況に関する実態調査『看護管理』19-4，254.

29）ジーン・レイヴ，エティエンヌ・ウェンガー，佐伯胖，福島真人訳（1993）『状況に埋め込まれた学習　―正統的周辺参加―』産業図書.
30）前掲書　29），序文7.
31）早川操（1994）『デューイの探究教育学　相互成長をめざす人間形成論再考』名古屋大学出版会，28.
32）前掲書　22），42.
33）前掲書　22），42.
34）佐伯胖監修・渡部信一編（2010）『「学び」の認知科学事典』大修館書店，203.
35）藤岡完治（2000）『関わることへの意志　教育根源』国土社，115.
36）前掲書　35），115.
37）唐澤由美子ほか（2008）就職後1ヵ月と3ヵ月に新人看護者が感じる職務上の困難と欲しい支援『長野県看護大学紀要』3（10），79-87.
38）前掲書　31），28.

Ⅴ章　新人看護師への指導に関する認識の特徴とリフレクション支援
――指導者と新人看護師へのインタビュー調査から――

1．はじめに（本章の目的）

Ⅳ章では，新人看護師のOJTにおける指導場面において，指導者と新人看護師のコミュニケーション過程とリフレクションの関係を明らかにし，リフレクション支援の指導方法を検討した結果，指導者の行動の連鎖パターン7つが明らかになり，それらとリフレクションの関連についてもいくつか示唆を得た。

本章においては，新人看護師への指導に関する認識について，指導者，新人看護師にインタビューした結果を検討する。新人看護師のリフレクションの支援を明らかにする上で，第三者による観察データの検討のみでは限界がある。そこで，リフレクションに関わる指導者と新人看護師の認識を含めて検討することにより，リフレクションを支援する指導の検討の幅が広げ，信頼性を高めることが可能と判断した。新人看護師教育に関する先行研究の中で，指導者と新人看護師の認識のズレを明らかにした研究[1)2)]があり，指導上の課題として関心が向けられている。本章では，新人看護師と指導者の認識の特徴を捉えるが，指導者のリフレクション支援との関連を捉えようとしている点が異なっている。

本章では，指導場面の観察対象となった指導者や新人看護師は，指導についてどのような認識をもっていたのか明らかにし，新人看護師のリフレクション支援との関係を検討することを目的とする。

2．研究方法

2.1．調査対象・方法

調査対象者は，新人看護師が８名，指導者が15名だった。詳細は，Ⅳ章を参照。調査方法は，観察終了から１か月後に，指導者，新人看護師ともに約１時間程度のインタビューを実施した。インタビューは，病棟以外の個室で，対象者のプライバシーを確保することが可能な環境を確保した。インタビューの内容は，指導場面の観察記録を提示し，その場面での認識と振り返って考えることや感じたことについて，一部記述を含めて回答を得た。

指導者には，指導上心がけていることや気をつけていること，新人看護師の反応や変化，看護実践で大切にしていること，新人看護師には，役に立った指導，変化したこと，自己の課題について，などを，発言をさえぎらないように配慮し，自由な語りを促した。インタビューの内容は，対象者の許可を得て IC レコーダーで録音し，逐語録に起こした。

本調査は，「日本女子大学ヒトを対象とした実験研究に関する倫理審査委員会」の審査を受けて実施した。

2.2．分析方法

新人看護師と指導者の逐語録を，発話経過に沿って熟読後，新人看護師と指導者の OJT における指導に関わる経験を通じた認識を表す文章あるいは段落の塊を切り取り，コード化した。さらに，同じ意味を表すコードをカテゴリー化し，サブカテゴリー，カテゴリーに整理した。指導者と新人看護師の指導に関する認識を捉え，新人看護師のリフレクションを支援する指導を検討した。

尚，分析の信頼性，妥当性を確保するために，看護教育経験20年以上の看護教員２名によってスーパーバイズを受けた。

3．結果

新人看護師への指導に関わる認識について，諸事情によりインタビューの調整が図れなかった指導者２名，新人看護師１名を除き，指導者13名と新人看護師７名にインタビューした。指導者と新人看護師のインタビューの逐語録において，新人看護師への指導に関わる認識を述べた部分の塊をコード化し，意味の類似性に沿ってカテゴリーを作成した。また，指導者と新人看護師の逐語録は別々に分析し，それぞれのカテゴリーを比較検討した。

3.1．指導者の指導に関わる認識

指導者13名のインタビュー逐語録から176コードを抽出し，52サブカテゴリー，14カテゴリー，６コアカテゴリーへ整理された。尚，コアカテゴリーを【　】で，カテゴリーを《　》で，サブカテゴリーを〈　〉で表し，識別を容易にするためコアカテゴリー【Ｐ１桁】，カテゴリー《Ｐ２桁》，サブカテゴリー〈Ｐ４桁〉の番号を付与した。表Ｖ-１には，コアカテゴリー，カテゴリー，サブカテゴリーを一覧に表した。

６つのコアカテゴリーのうち，**【Ｐ１新人看護師への効果的な指導の試み】**と**【Ｐ２新人看護師教育への展望】**は，新人看護師への指導方法や教育計画のあり方に関する認識を表し，指導者としての役割を客観的に捉えた認識を表している一方，**【Ｐ３指導の難しさを痛感】**と**【Ｐ４新人看護師の成長を見守る】**は，指導者として感じていることを表していた。さらに，**【Ｐ５伝えたい看護】**と**【Ｐ６自らも学ぶ場】**は，看護師としての看護への思いを表していた。以下，カテゴリー，サブカテゴリーを示しながら，詳述する。

【Ｐ１新人看護師への効果的な指導の試み】と**【Ｐ２新人看護師教育への展望】**のカテゴリー，サブカテゴリーは，新人看護師への指導方法や教育計画のあり方に関する認識を表し，新人看護師の意欲，認識，態度・考え方への

表Ⅴ-1　指導に関する指導者の認識

コア	カテゴリー	サブカテゴリー
【P1　新人看護師への効果的な指導の試み】	《P11　新人看護師への指導方法の工夫》	〈P1101　ミスを防ぐために見守る〉
		〈P1102　できたことをほめる〉
		〈P1103　新人看護師が話しかけやすいような配慮〉
		〈P1104　感情的な対応をさける〉
		〈P1105　考えを整理するために聴く〉
		〈P1106　精神面の支援〉
		〈P1107　指導者から声をかける〉
		〈P1108　新人の反応にあわせた指導〉
		〈P1109　ミスやもれがないか確認する〉
		〈P1110　新人看護師と一緒に学ぶ〉
		〈P1111　考えを促す質問をする〉
		〈P1112　徐々に考える指導を取り入れた〉
		〈P1113　効果的な指導方法を考え，試行〉
	《P12　指導者自身が受けた指導を参考に指導》	〈P1201　新人看護師の時に先輩が怖かったので，それは避ける〉
		〈P1202　先輩看護師のモデルから学んだ〉
		〈P1203　指導者自身が受けた指導が参考になる〉
	《P13　看護師としての大切な態度，考えを指導》	〈P1301　重視する看護を伝える指導〉
		〈P1302　望ましい学習姿勢を指導〉
		〈P1303　スタッフとの連携に目を向けることを指導〉
		〈P1304　考える力をつける指導〉
【P2　新人看護師教育への展望】	《P21　教育計画を柔軟に活用して指導》	〈P2101　教育計画は目安として活用〉
		〈P2102　指導者以外のスタッフと指導方針を共有〉
		〈P2103　目標のイメージをもって指導する〉
	《P22　経験と教育計画のギャップが課題》	〈P2201　看護に興味が湧くようなサポートが必要〉
		〈P2202　新人の経験を減らす傾向がある〉
		〈P2203　未熟なまま進めていく計画に無理がある〉

コア	カテゴリー	サブカテゴリー
	《P23　新人看護師指導に対する考え方》	〈P2301　新人の成長は個々に異なる〉
		〈P2302　先を見通して指導する必要がある〉
		〈P2303　新人指導は変化している〉
【P3　指導の難しさを痛感】	《P31　指導のむずかしさ》	〈P3101　指導の意図が伝わらない〉
		〈P3102　指導方法に問題があった〉
		〈P3103　新人が把握しにくい〉
		〈P3104　指導方法のジレンマを感じた〉
	《P32　指導者として学び》	〈P3201　指導を補ってもらいながら指導した〉
		〈P3202　指導経験を通じた指導への気づきがある〉
	《P33　指導への不安》	〈P3301　効果的な指導か心配〉
		〈P3302　新人への関わり方に不安がある〉
【P4　新人看護師の成長を見守る】	《P41　考えや行動に成長のきざし》	〈P4101　自主的な行動がでてきた〉
		〈P4102　責任感がもてるようになった〉
		〈P4103　行動に変化が表れてきた〉
		〈P4104　考える力がついてきた〉
		〈P4105　成長を実感〉
	《P42　成長が不十分》	〈P4201　成長が感じられない〉
		〈P4202　学習姿勢が望ましくない〉
		〈P4203　新人看護師の行動に気になるところがある〉
【P5　伝えたい看護】	《P51　患者，家族の立場に立つ看護を重視》	〈P5101　患者の立場にたつ看護を大切にしている〉
		〈P5102　患者，家族との関わりを大切にしている〉
		〈P5103　患者の持てる力を活かす看護を重視する〉
	《P52　考える看護を伝える》	〈P5104　考える看護を大切にしてほしい〉
		〈P5105　考えることで看護の理解を深める〉
【P6　自らも学ぶ場】	《P61　共有された看護の価値観を学ぶ》	〈P6101　患者の話を聴き，看護を話し合う文化が根付いている〉
		〈P6102　看護を検討し合うことが勉強になる〉

具体的な関わりが表れていた。意欲に関しては〈P1102できたことをほめる〉，認識に関しては〈P1105考えを整理するために聴く〉や〈P1111考えを促す質問をする〉，態度・考え方に関しては，《P13看護師としての大切な態度，考えを指導》であった。看護実践の場における OJT を通じた学習という特性から，ミスに関わる指導〈P1101ミスを防ぐため見守る〉，〈P1109ミスやもれがないか確認する〉もあった。また，指導者が新人看護師とのコミュニケーションにも関心を払っている状況に関して，〈P1103新人看護師が話しかけやすいような配慮〉や〈P1107指導者から声をかける〉のカテゴリーがあった。これらの指導に関する認識は，指導者が新人看護師の時に受けた指導を参考にしていることが，《P12指導者自身が受けた指導を参考に指導》に示されていた。

さらに，指導者は全体の教育計画にとらわれず，大まかな方向性ほどの意味で捉え，指導者オリジナルの教育に関する考えを持っていることが，**【P 2 新人看護師教育への展望】**から推測された。

【P 3 指導の難しさを痛感】と**【P 4 新人看護師の成長を見守る】**のカテゴリー，サブカテゴリーは，指導を通じて感じていることを表していると考えられ，指導の難しさ〈P3101指導の意図が伝わらない〉，〈P3103新人が把握しにくい〉や不安〈P3301効果的な指導か心配〉，さらに指導を通じた学び〈P3202指導経験を通じた指導への気づきがある〉などが挙げられていた。また，新人看護師の反応について，成長を実感している側面《P41考えや行動に成長のきざし》と成長が感じられない側面《P42成長が不十分》を捉えていた。

【P 5 伝えたい看護】と**【P 6 自らも学ぶ場】**のカテゴリー，サブカテゴリーは，看護師としての看護への思いが表されていた。その中で，患者，家族の立場に立つ看護〈P5101患者の立場にたつ看護を大切にしている〉と，考える看護を重視している〈P5105考えることで看護の理解を深める〉ことがうかがえた。また，看護師としての自分自身が新人看護師と共に看護を学ぶ立場にあり，その価値観を共有したい《P61共有された看護の価値観を学ぶ》と考えていたこともうかがえた。

3.2. 新人看護師の指導に関わる認識

新人看護師７名のインタビューの逐語録から74コードを抽出し，27サブカテゴリー，６カテゴリー，２コアカテゴリーへ整理された。尚，識別を容易にするためコアカテゴリー【Ｂ１桁】，カテゴリー《Ｂ２桁》，サブカテゴリー〈Ｂ４桁〉の番号を付与した。

コアカテゴリーからサブカテゴリーまでを，表Ⅴ-２に示した。

２つのコアカテゴリーのうち**【Ｂ１自己の変化への気づき】**は，新人看護師が自己を客観的な立場から捉え，変化を自覚していることを表していると考えられた。また，**【Ｂ２尊重と励ましを重視した気づきの支援】**は，新人看護師の存在や能力を尊重した指導を受けていることの実感や指導によって気づきや思考が深まること，指導の中で培う信頼感などを含めた，指導者の存在の大きさを表していると考えられた。

【Ｂ１自己の変化への気づき】のカテゴリー，サブカテゴリーから，学び方，行動，責任感の変化を自覚していることが推測された。学び方《B11》に関しては，自主性〈B1101自主的に調べるようになった〉や考えをもつこと〈B1102自分の考えを持って指導を受ける〉，行動《B12》に関しては，行動〈B1201経験を活かした行動の変化〉や視野〈B1205患者を捉える視野が拡大した〉の変化，責任感の変化《B13》に関しては，自覚や意識の変化〈B1302看護に対する責任の自覚と意識の変化〉などである。これらは，学習者としての変化と専門職者としての責任感の変化の両方を自覚していると考えられた。

【Ｂ２指導者の支援により深まる理解】のカテゴリー，サブカテゴリーからは，指導者の指導による理解の深まり，立場の尊重と励まし，信頼している先輩から指導を受ける安心感の存在がうかがえた。指導者の指導と理解の

表Ⅴ-2　指導に関する新人看護師の認識

コア	カテゴリー	サブカテゴリー
【B1　自己の変化への気づき】	《B11　自ら考え，学ぶことを重視するように変化》	〈B1101　自主的に調べるようになった〉
		〈B1102　自分の考えをもって指導を受ける〉
		〈B1103　考えを整理してから質問する〉
	《B12　経験と共に，行動が変化し視野が拡大》	〈B1201　経験を活かした行動の変化〉
		〈B1202　夜勤経験により日勤業務の意味を知る〉
		〈B1203　はじめのころの経験はわからない状態のまま〉
		〈B1204　患者を捉える視点をもつことができるようになった〉
		〈B1205　患者を捉える視野が拡大した〉
	《B13　看護者としての責任の自覚に伴う看護への認識の変化》	〈B1301　学生時代とは異なる看護の考え方〉
		〈B1302　看護に対する責任の自覚と意識の変化〉
		〈B1303　自分の考えを持つことを重視する〉
【B2　指導者の支援により深まる理解】	《B21　指導者の指導が気づきや理解を深める》	〈B2101　指導によって理解が深まる〉
		〈B2102　考えや気づきを促される〉
		〈B2103　根拠を含めた指導で理解が深まる〉
		〈B2104　問われることで考える〉
		〈B2105　考え，困る経験が次に活かされる〉
	《B22　考えの尊重と励ましをもとに能力に沿った指導を受ける》	〈B2201　考えが否定されず尊重される〉
		〈B2202　考えることを重視した指導を受ける〉
		〈B2203　丁寧な指導を受ける〉
		〈B2204　励ましてもらう〉
		〈B2205　能力を考慮した指導をうける〉
		〈B2206　徐々に一人立ちさせてもらう〉
	《B23　信頼する先輩に支えられながら学ぶ》	〈B2301　経験していないことは指導に沿って実施する〉
		〈B2302　実践の安全性を確保してもらえる〉
		〈B2303　克服が難しい課題がある〉
		〈B2304　先輩との信頼関係ができる〉
		〈B2305　先輩をみて気づき学ぶ〉

関係《B21》については，理解〈B2101指導によって理解が深まる〉，〈B2103根拠を含めた指導で理解が深まる〉に加えて，考えること〈B2102考えや気づきを促される〉，〈B2104問われることで考える〉も促されていたことが推測された。立場の尊重と励まし《B22》については，〈B2201考えが否定されず尊重される〉，〈B2204励ましてもらう〉，〈B2205能力を考慮した指導を受ける〉などがみられた。指導者への信頼感《B23》については，〈B2302実践の安全性を確保してもらえる〉，〈B2304先輩との信頼関係ができる〉などの認識が示された。指導者からの実践面と精神面の両面の支えを認識し，さらに，指導者への信頼感も高いことが考えられた。

新人看護師は，信頼する指導者からの指導を高く評価し，それによる自己の変化を認識していると考えられた。

3.3. 指導者および新人看護師の認識の関係

指導者と新人看護師の認識の関係を検討する目的で，メリアムの「カテゴリー同士がどう関連しあっているのかを視覚化してみることである」[3]を参考にコアカテゴリーを図式化した（図Ⅴ-1参照）。以下，図の解説を示すことで双方の認識の関係を検討する。

コアカテゴリーの関連は，分析結果をもとに次のように整理される。指導者は，指導者【P1，P2】と看護師【P5，P6】としての両方の認識を併せ持ちながら，新人看護師に指導を通じて関わる。新人看護師は，指導者の指導の影響を実感しつつ，自己の変化を認識【B1】する。新人看護師の反応を捉えた指導者は，指導の難しさ【P3】と新人看護師の成長（あるいは不十分さ）【P4】を認識している。新人看護師は，指導から受ける影響を高く評価【B2】しているが，指導者と必ずしも一致するわけではない。図内では，指導者と新人看護師の関わりについて矢印を含む黒線で表し，関わりを通じた認識を「関わりの意味」と表現したうえで，指導者と新人看護師の間に示した。「関わりの意味」は，言い換えれば，指導というコミュニケー

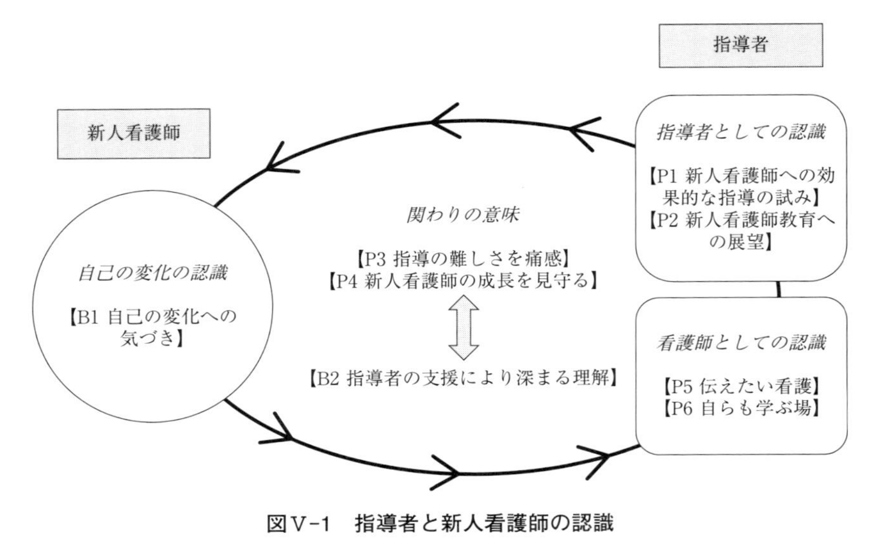

図Ⅴ-1　指導者と新人看護師の認識

ションをどのように意味づけているか，という認識である。指導者は，指導効果に関心が向く傾向を表し，新人看護師は新人看護師自身にとってどのような意味をもつのかを表していた。それらが，相互に影響を及ぼし合っていることを「上下矢印」で表した。

4．考察

指導者と新人看護師の認識の特徴は，それぞれのコアカテゴリーの関係を示した図Ⅴ-1に表されている。新人看護師のリフレクションを支援する指導を検討するにあたり，図Ⅴ-1中央部の指導者と新人看護師の関わりに関する認識に注目すべきである。さらに，新人看護師の認識をより重視して検討することは，妥当な判断である。なぜなら，指導者の指導は，指導者が指導を受けた経験や指導を実践した経験の中から得た「実践の中の知」[4]にもとづいて行われている可能性が高く，言語化が難しい，という前提がある。

一方，新人看護師が指導者との「対話」を通じて得た認識には，指導者が行った指導とその反応が現れていると考えられるからである。以下では，新人看護師の認識を中心に考察を進める。

指導に関する新人看護師の認識からは，大きく３つの指導が現れていると考えられた。１つめは，「問う」ことや根拠を示した指導などにより，気づきや思考を深め，理解を促すこと《B21》である。２つめは，新人看護師の個々の考えを尊重すること《B22》，３つめは，新人看護師の実践をサポートして信頼を得ること《B23》，である。いずれも，先行研究において新人看護師が必要としていた支援と一致[5)]している。また，１つめの「問う」指導や根拠を示した指導は，思考そのものへの言及が根拠になり「リフレクション」を支援した可能性がある。２つめ，３つめの指導は，新人看護師の立場が尊重され，新人看護師の未熟さを積極的にサポートする指導が信頼感につながったことを示している。「問う」や根拠を示した指導は，どのように思考と関わっているのか。ここでは，「対話」に目を向けて検討する。

中村（1984）は，「対話においてロゴス（真理，真相）を分け合うこと，そして対話は問題自体のうちにひそむロゴスに導かれて展開されるべきであることの二つが基礎的な要点である」[6)]としている。つまり，「対話」はもともと，真理の探究と関わりが深いものであることを，認識しておく必要がある。さらに中村（1984）は，思考が「自問自答，つまり自己内対話にほかならない」[7)]ともいうが，パウエル（1992）は，自己内対話を含んだコミュニケーションモデルを提案している[8)]。ここから，「問う」を起点および基軸にするコミュニケーションを「対話」とするなら，「問う」ことは新人看護師の実践の「行為の中の知」を探究することに他ならない。根拠を示した指導も，「問う」ことと組み合わせて行われていたとすれば，思考の深まりもまた可能であろう。

一方で，２つめの新人看護師の考えを尊重する指導や３つめのサポートする指導は，リフレクションとの関わりがなかったと見るべきだろうか。必ずしも，それは正しくない。なぜなら，「対話」の成立は，根本に相手を尊重して関わる信頼関係が構築されなければ，不可能と考えられるからである。例えば，〈B2201考えを否定せず尊重される〉や〈B2301経験していないことは指導に沿って実施する〉のサブカテゴリーが示す指導者の行動は，未熟な新人看護師が，ありのままの自己を表現することを肯定している。何より，このことが，新人看護師と指導者のコミュニケーションを深め，思考も深められた可能性は，【B１】コアカテゴリーに示されている。

これに対応する指導者のコアカテゴリーは，指導の難しさ【P３】や成長【P４】についての関心を表しており，指導者と新人看護師の認識にズレが生じていることが推測される。Ⅳ章の「指導場面の観察記録を読んだ感想」の記述においても，同様の傾向が見られた。データの信頼性に十分注意する必要はあるものの（Ⅳ章　8．本章の限界と課題　参照），指導者の記述の多くは看護実践方法の評価に関するものが多く，新人看護師は気づきや学んだ内容が多い。新人看護師の指導に関する先行研究の中で，指導者と新人看護師の認識のズレが研究課題[9)]となっていた（Ⅰ章参照）が，指導者は新人看護師を目に見える行動で評価し，新人看護師が認識した気づきや思考の深まりを過小評価している可能性がある。あるいは，上述したリフレクションの支援に関わる指導が，目に見えにくい・見えない「実践知」[10)]の状態にあるため，表現できなかったと考えられる。

指導者には，「対話」を通じたOJTにおける指導行動の意義を再考し，新人看護師のリフレクションの支援の観点から指導を進めていくことが求められる。それが，専門職としての看護実践能力の修得を支援することに通じると考える。

5．結論

新人看護師のOJTにおける指導に関する認識を明らかにし，リフレクションを支援する指導の検討を目的に，指導者と新人看護師へのインタビュー調査を行った。その結果は以下に示す通りである。

指導者は，指導者と看護師としての両方の認識を併せ持ちながら，新人看護師に指導を通じて関わり，指導の難しさと新人看護師の成長（あるいは不十分さ）を認識していた。新人看護師は，指導者の指導の影響を自覚しつつ，自己の変化を認識していた。

新人看護師のリフレクションを支援した可能性がある指導は，「問う」を起点にした指導や根拠を示した指導だったが，未熟な新人看護師の立場を尊重し，サポートする指導は，新人看護師が自己を表現することを支援し，思考を深めていると考えられた。

尚，新人看護師への「看護実践経験の意味づけ」を明らかにする目的で行ったⅡ章のインタビュー調査は，新人看護師の実践経験に伴う認識の変化を捉えたものだが，指導者（先輩看護師）の支援に関する認識も明らかにした。そのうえで，「看護技術の習得に関心が向いている時期には，直接的支援を，実践経験の反省的思考段階では見守りと承認が行われたと考えられた」と結論づけた。調査時期が異なり，同様に扱うことは避ける必要があるが，本章で明らかになった新人看護師の認識は，指導者の行動に関する認識をより鮮明にした，という意義がある。

6．本章の限界と課題

本章の限界は，インタビューの対象となった指導が新人看護師の就職後6か月までに限定されること，リフレクションを支援した可能性のある指導の検討を，個人の認識の範囲で検討したことである。

リフレクションを支援する指導の信頼性を高めるためには，指導場面の観察と合わせて検討することが有効である。

注

1）鈴木文香（2011）臨床における新人看護師と先輩看護師の思いとズレ　―2005～2010年の文献レビューから―『神奈川県立保健福祉大学実践教育センター教員・教育担当者養成課程看護コース看護教育研究集録』36，170-177.

2）丸田通子，立石和子（2009）新人看護師と指導者間の看護師像のギャップ―効果的な指導を目指して―『日本看護学会論文集 看護教育』39，51-53.

3）シャラン・メリアム（著），堀薫夫ほか（訳）（2004）『質的調査法入門　教育における調査法とケーススタディ』ミネルヴァ書房，276.

4）ドナルド・A・ショーン，柳沢昌一・三輪建二監訳（2007）『省察的実践とは何か　プロフェッショナルの行為と思考』鳳書房，64.

5）唐澤由美子ほか（2008）就職後１ヵ月と３ヵ月に新人看護者が感じる職務上の困難と欲しい支援『長野県看護大学紀要』3(10)，79-87.

6）中村雄二郎（1984）『術語集　―気になることば―』岩波新書，172.

7）前掲書　6），173.

8）ウイリアム・S・パウエル，久米昭元（1992）『感性のコミュニケーション　―対人融和のダイナミズムを探る』大修館書店.

9）前掲書　1），2.

10）澤本和子（2012）『授業リフレクションを用いた教育実践研究』教育工学選書５，日本教育工学会監修，西之園晴夫・生田孝至・小柳和喜雄編著，教育工学における教育実践研究，ミネルヴァ書房，37.

Ⅵ章　新人看護師のリフレクションを支援する指導モデルの提案

1．はじめに（本章の目的）

本論文の大きなテーマは，新人看護師が将来にわたって「看護ができる人」になるための指導を明らかにすることであった。それは，言い換えれば，専門職としての看護実践能力の修得をどのように支えるか，ということにほかならない。その能力の中核には，ショーンが述べるように「行為の中のリフレクション」[1)]があり，新人看護師のリフレクションを支援する指導を明らかにすることが重要である，という提案が込められている。

すなわち，「技術的合理性」にもとづく知とは異なる「行為の中の知」を探究する専門職としてのあり方である[2)]。

ここまで，繰り返し述べてきたように，看護職者は，看護の専門職者として生涯学び続けることの重要性が強調され続けている[3)]が，専門職者への「橋渡し」となる新人看護師教育は，「看護実践能力の低下」をはじめとした多くの課題が指摘されてきた[4)]。そして，度重なる検討が加えられた結果，研修体制[5)]が整えられた段階にあり，看護実践能力の育成を主たる目標としている。

しかし，そこで修得がめざされる看護実践能力は100項目余りの構成要素[6)]と読み替えられ，それ以降の「統合」，本研究の立場から言えば，リフレクションを重視する専門職としての看護実践能力は，「教師教育」ほどの注目を集めてはいない。クラントンや椙山（Ⅰ章 2.1参照）が指摘するように，「実証主義」の価値観の影響が大きいものと推測するが，看護師が実践の中で自らの行為をリフレクションしながら獲得する「看護実践能力」への関心を高めると共に，新人看護師のリフレクションを支援する指導を進めることが必要と考える。

本章は，このような研究関心を背景に進めてきた本論文のまとめとして，各章を改めてふり返り，新人看護師のリフレクションを支援する指導モデルを提案する。

2．新人看護師のリフレクションを支援する指導の検討

新人看護師とリフレクションの関連を把握するために，「新人看護職員研修」という教育体制のもとで新人看護師が看護実践経験をどのように意味づけ，指導者はリフレクションをどのように認識しているのか，調査を実施した。その結果は，Ⅱ章およびⅢ章にまとめた。そこで得られた結果から，9か月目から12か月目の新人看護師の学習過程の特徴や先輩看護師からの支援の状況，教育担当者のリフレクションに関わる指導内容などが明らかになったものの，リフレクションを支援する指導の検討を進めるうえで，より具体的な指導者の行動を明らかにする必要があると考え，Ⅳ章，Ⅴ章の調査を実施した。

新人看護師への指導場面の参加観察を行い，指導者の行動とリフレクションの関係を検討したのがⅣ章である。さらに，指導に関する指導者と新人看護師の認識を明らかにするためにインタビューを行い，検討したのがⅤ章である。

新人看護師のOJTにおける指導場面の参加観察から，指導者の行動の連鎖の傾向を捉え，それをもとに7パターンを抽出し，各パターンの機能や特徴からリフレクションを支援する可能性を推定した。7パターンのうち，機能が特定できない1つを除外した6パターンを検討した結果，パターンの型，月別，指導内容別の傾向が明らかになった。新人看護師のリフレクショ

ンを支援した可能性のあるパターンは，「尊重パターン」，「解説パターン」，「課題継続パターン」だった。リフレクションの支援の可能性が低いと考えられたパターンは，「応答パターン」，「課題解決パターン」，「展開パターン」だった。

リフレクションを支援した可能性の高いパターンと低いパターンの違いは，月別推移や指導内容に表れた。指導内容では，新人看護師が比較的ゆったりした状況で取り組む実践の指導の場合に支援の可能性が高いパターンの指導が行われ，クリティカルでミスの許されない実践や複雑で難易度の高い実践に対する指導は，支援の可能性が低いパターンだった。そして，リフレクションを支援する可能性の高いパターンに特徴的なことは，新人看護師の実践経験の中に「『私』という主体的自我の現れ」[7]が見えてくるように支援していたことだった。具体的には，経験を先行させ，その中から気づいたことやわからないことを表現させ，説明する連鎖や，問いかけによって課題を提示してから説明を加えて自己内対話[8]を促すなどであった。

さらに，Ⅴ章で示した指導者と新人看護師へのインタビュー調査のカテゴリーからリフレクションを支援する可能性のある指導は，「問う」を起点にした指導や根拠を示した指導が思考を深めたと考えられた。同時に，未熟な新人看護師の立場を尊重し，サポートする指導が，新人看護師が自己を表現することを支援していると考えられた。この結果は，「尊重パターン」，「解説パターン」，「課題継続パターン」のリフレクションを支援する可能性を支持するものである。

Ⅳ章，Ⅴ章の結果は，新人看護師の経験が比較的少ない4か月間に限定したものであることを考慮しなければならないが，新人看護師のリフレクションを支援する指導を示唆する重要な結果である。一方，本研究の範囲では，Ⅱ章で得た新人看護師の看護実践経験の意味づけに関する考察も，リフレクションの支援を検討する上で参考になる。

Ⅱ章では，生田（1987）のわざの修得に関する引用[9]を踏まえ，新人看護師の看護技術の修得過程について「看護実践の世界全体をまとまりをもって認識する過程で，看護技術の修得が通路としての役割を果たし，続いて反省的思考段階に至る主体的自我の現れによって，看護の意味を見いだす学びが導かれる」と解釈した。これは，看護技術の修得自体がリフレクションへの通路になると読み替えることが可能である。逆に言えば，方法が覚えられないうちはリフレクションに至りにくいということである。リフレクションの支援の可能性が低いと考えられた3パターンのうち，「展開パターン」を除いた「応答パターン」，「課題解決パターン」は，一人で実施できる程度に方法が身に着いた段階で，リフレクションを支援する可能性が高くなると考えられる。

「展開パターン」を除く理由は，連鎖のパターンが多様で，網羅的に知識や技術の確認を受ける場合に適していたと考えられるからである。実践の不足を補うサポートに適したパターンと言える。

3．リフレクションを支援する指導モデルの提案

新人看護師が「専門職としての看護実践能力」を修得することは，自らの実践の中で「行為の中の知」を反省的思考により探究することが必要という立場で，新人看護師のリフレクションを支援する指導について検討してきた。ここまで述べた内容をもとに，リフレクションを支援する指導モデルを図Ⅵ-1に提案する。表Ⅵ-1には，各パターンの指導者の主な行動の連鎖を示した。モデル図の説明を以下に示す。

まず、新人看護師の行動は，指導者との関係で3段階（一緒に行動する段階から指導者に相談しながら一人で行動する段階へ，さらに一人で実施する段階へ）に分けて示した。

各段階の看護技術の習得レベルあるいは看護実践能力のレベルは，左下から右上に向けて並んだ□から○に変化する図形内に示した。一人でできるこ

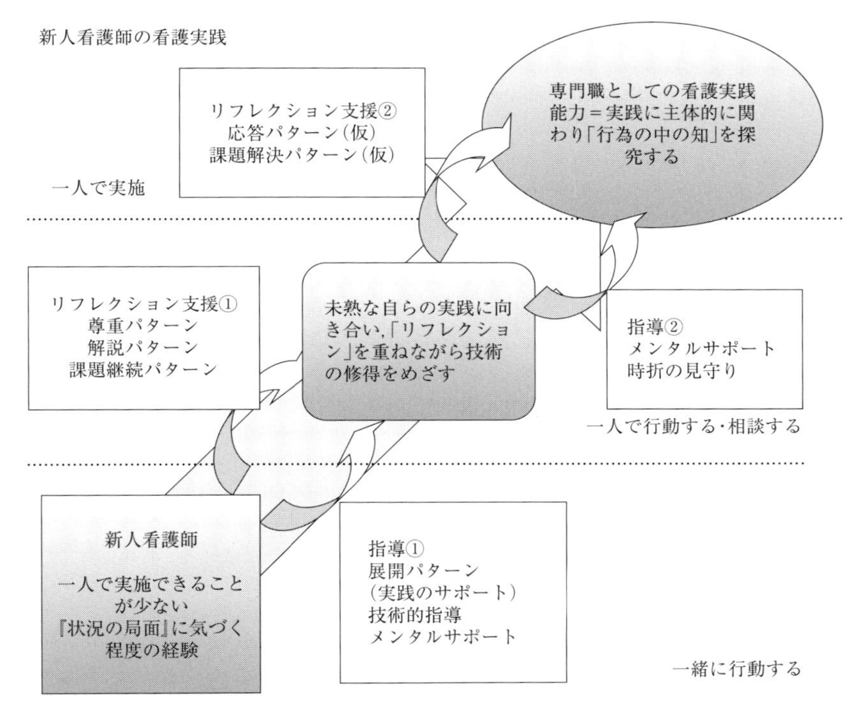

図Ⅵ-1　新人看護師のリフレクション支援モデル（案）

表Ⅵ-1　指導者の行動の連鎖パターンとリフレクションの支援

＜一人で行動できるまでの指導＞ リフレクションの支援の可能性（＋）		＜一人で実施する段階以降の指導＞ リフレクションの支援の可能性（±）	
支援型 「尊重パターン」	【導く】 【聴く】 「説明する」	支援型 「応答パターン」	「質問を聴く」 「答える」
主導型 「解説パターン」	【問う】 「説明する」 「説明する」	主導型 「課題解決パターン」	【問う】 【聴く】
主導型 「課題継続パターン」	【問う】 【聴く】	主導型 「展開パターン」	多様

とは少ない段階から，専門職としての看護実践能力の修得までを段階的に表した。

指導者は，看護技術の修得レベルおよび看護実践能力に合わせて指導を行う（指導①，②）が，看護技術の修得が通路としての役割を果たし，続いて反省的思考段階に至る主体的自我の現れによって，リフレクションが導かれる。この流れは中央の斜めの矢印で表した。新人看護師のリフレクションの支援は，この通路が開かれるタイミングで行うことで効果が高まる可能性がある。逆に言えば，通路が通じていない場合は支援は効果的ではない。

新人看護師のリフレクションの支援については，次のタイミングに合わせると効果的であるが，タイミングによって指導のパターンが異なる。

リフレクション支援①

一緒に行動する段階から相談しながら一人で実施する段階へ移行するタイミングでは，「尊重パターン」，「解説パターン」，「課題継続パターン」の3パターンによる指導が，リフレクションの支援の可能性が高い。3パターンの指導行動は，経験を先行させ，その中から気づいたことやわからないことを表現させ，説明する連鎖（尊重パターン）や，問いかけによって課題を提示してから説明を加えて自己内対話[10)]を促す（解説パターン，課題継続パターン）などである。比較的ゆったりした状況で実践する看護の指導場面で，リフレクションの支援の可能性が高い。

リフレクション支援②

相談しながら一人で実施する段階から一人で実施する段階へ移行するタイミングでは，「応答パターン」，「課題解決パターン」の2パターンによる指導が，リフレクションの支援の可能性が高い。具体的には，「問う」，「答える」が繰り返され，とりわけ「問う」ことは気づきのきっかけをつくり，思考を深めるために重要である。複雑でミスの許されない実践の指導場面でも，この段階であればリフレクションを支援する可能性が高い。ただし，リフレクション支援②は，①に比べると根拠が不十分であり，仮とした。

4．今後の課題と本研究の限界

本研究が明らかにした結果は，新人看護師の指導に関わる指導者（プリセプター）が，日々の指導行動を考えるきっかけ得ることが可能である。新人看護師の看護実践に関わる指導は，指導者にとって難しい課題であることがインタビュー調査からも明らかだった。

本研究の成果が，指導者の指導に取り入れられ，新人看護師の看護実践能力の修得に，少しでも寄与できれば幸いである。

今後に残された課題は，指導者の指導に関する「実践知」を明らかにすることである。

指導者は，新人看護師が多くの学びを得ているにもかかわらず，指導の効果に気づかずに指導を行っている可能性が考えられた。それが，新人看護師との認識のズレにもつながっていると推測された（Ⅴ章）。リフレクションの支援に関わる指導をさらに明らかにするためにも，取り組んでいくべき課題である。また，指導者のリフレクションに関する認識は，到達度評価の意味が含まれていた（Ⅲ章）。新人看護師教育を含めた看護教育分野でのリフレクションの意義について，研究を通じて明らかにしていきたい。

本研究の限界は，新人看護師のリフレクションを支援する指導について，効果を実証的に検証したものではない。実際の指導場面の観察や指導者，新人看護師へのインタビュー，教育担当者へのアンケートなどから，支援の可能性を検討したため，結果の信頼性に課題を残す。また，対象となった施設の条件，観察期間などが変われば，異なった結果が得られた可能性がある。今後は，さらに調査を重ね，モデルの信頼性を高める必要がある。

注

1）ドナルド・A・ショーン（2007）『省察的実践とは何か　プロフェッショナルの行

為と思考』鳳書房，50-62.
2）前掲書　1），55.
3）日本看護協会（2012）『継続教育の基準　Ver. 2』http://www.nurse.or.jp/nursing/education/keizoku/pdf/keizoku-ver2.pdf
4）厚生労働省（2007）『看護基礎教育の充実に関する検討会報告書』厚生労働省医政局看護課，http://www.mhlw.go.jp/shingi/2007/04/s0420-13.html
5）保健師助産師看護師法および看護師等の人材確保の促進に関する法律の改正（2009，7月）
6）厚生労働省（2011）『新人看護職員研修ガイドライン』http://www.mhlw.go.jp/bunya/iryou/oshirase/dl/130308-1.pdf
7）早川操（1994）『デューイの探究教育学　相互成長をめざす人間形成論再考』名古屋大学出版会，28.
8）中村雄二郎（1984）『術語集　―気になることば―』岩波新書，172.
9）生田久美子（1987）認知科学選書14『「わざ」から知る』東京大学出版会，131.
10）中村雄二郎（1984）『術語集　―気になることば―』岩波新書，172.

謝　辞

本書は2015年３月に，日本女子大学大学院人間社会研究科教育学専攻に提出した博士学位申請論文「新人看護師のリフレクションを支援する指導に関する研究」に加筆・修正を施したものです。

本論文の執筆は，多くの方々のご協力により，完成させることができました。改めて，心から感謝申し上げます。

まず，忙しい勤務の合間をぬい，インタビューのために貴重な時間を割いていただいた新人看護師のみなさまにお礼を申し上げます。新人看護師のみなさまのお話から，さまざまな困難を乗り越えて努力している様子が伝わってきましたが，短期間に急激な成長をとげる姿には感動も覚えました。さらなる成長を心からお祈り申し上げます。

また，アンケートにご協力いただいた新人看護師教育の担当者のみなさまにも感謝申し上げます。回答には，やや時間を要するにもかかわらず，丁寧な回答をいただき，興味深い結果をまとめることができました。日頃の新人看護師教育へのご尽力に敬意を表し，ますますのご健闘をお祈り申し上げます。

指導場面の観察を快諾して下さった指導者のみなさま，新人看護師のみなさまにも心から感謝を申し上げます。指導場面の観察対象となる経験は初めてのことで，緊張感を伴う経験だったと推察いたします。臨床での指導について，改めて考える貴重な機会になりました。新人看護師のみなさまの成長を心からお祈りいたしますと共に，指導者のみなさまにも感謝申し上げます。特に，心ある看護に触れさせていただいたことは貴重な経験でした。患者に向き合う姿勢が新人看護師には，しっかり伝わっており，心強く思いました。

さらに，各施設の看護管理担当者のみなさま，教育担当のみなさまには，さまざまな調整をいただきました。改めて，心から感謝申し上げます。

論文を書き進める間に，何度か壁に突き当たりましたが，そのたびに温かく見守り，貴重な示唆を与え続けてくださった澤本和子先生（日本女子大学），厳しさの中にも温かい心のこもったご助言をいただきました吉崎静夫先生（日本女子大学）には，多くのご指導いただきました。心から，感謝申し上げます。さらに，三橋功一先生，日本女子大学人間社会学部教育学科の諸先生方にも，たくさんのご指導をいただきました。

さらに，澤本ゼミ，吉崎ゼミ，教育学科の院生のみなさまにも貴重なご意見をいただきました。心から感謝申し上げます。

2018年 4 月

神原裕子

引用文献

序章

パトリシア・ベナー（著），井部俊子（訳）（2005）『ベナー看護論　新訳版　初心者から達人へ』医学書院，17-20.

勝原裕美子，ウイリアム彰子，尾形真実哉（2005）新人看護師のリアリティ・ショックの実態と類型化の試み　―看護学生から看護師への移行プロセスにおける二時点調査から―『日本看護管理学会誌』9-1，30-37.

福井トシ子（2009）新卒看護師の基本的看護技術習得状況に関する実態調査『看護管理』19-4，254.

保健師助産師看護師法および看護師等の人材確保の促進に関する法律の改正（2009，7月）

上泉和子（2010）『新人看護職員研修のあり方に関する研究』平成21年度厚生労働科学研究費補助金（特別研究事業）報告書，55-58.

厚生労働省（2013）『看護師等学校入学状況及び卒業生就業状況調査』http://www.e-stat.go.jp/SG1/estat/NewList.do?tid=000001022606

厚生労働省（2003）『看護基礎教育における技術教育のあり方に関する検討会報告書』http://www.mhlw.go.jp/shingi/2003/03/s0317-4.html

厚生労働省（2004）『新人看護職員の臨床実践能力の向上に関する検討会報告書』http://www.mhlw.go.jp/shingi/2004/03/s0310-6.html

厚生労働省（2007）『看護基礎教育の充実に関する検討会報告書』厚生労働省医政局看護課，http://www.mhlw.go.jp/shingi/2007/04/s0420-13.html

厚生労働省（2011）『新人看護職員研修ガイドライン』http://www.mhlw.go.jp/bunya/iryou/oshirase/dl/130308-1.pdf

小山真理子（2003）『看護教育の原理と歴史』医学書院，2.

杉森みど里（1999）『看護教育学』第３版，医学書院，5.

文部科学省（2009）『大学における看護系人材養成のあり方に関する検討会資料』http://www.mext.go.jp/b_menu/shingi/chousa/koutou/40/toushin/__icsFiles/afieldfile/2011/03/11/1302921_1_1.pdf

中村雄二郎（1992）『臨床の知とは何か』岩波新書，69-70.

日本看護協会（2006）『日本看護協会調査研究報告』76，9，http://www.nurse.

or.jp/home/publication/seisaku/pdf/76.pdf
日本看護協会の平成25年度重点政策・重点事業ならびに事業計画でも，准看護師養成廃止，看護師養成の大学化がとりあげられている。

日本看護協会（2012）『継続教育の基準　Ver. 2』8. http://www.nurse.or.jp/nursing/education/keizoku/pdf/keizoku-ver2.pdf

ドナルド・A・ショーン（著），柳沢昌一・三輪建二（監訳）（2007）『省察的実践とは何か　プロフェッショナルの行為と思考』鳳書房，31-33.

吉富美佐江，野本百合子他（2005）新人看護師の指導体制としてのプリセプターシップに関する研究の動向『看護教育学研究』14-1，65-75.

Ⅰ章

赤塚あさ子（2012）急性期病院における新卒看護師の職場適応に関する研究　勤務継続を困難にする要因を中心に『日本看護管理学会誌』16(2)，119-129.

パトリシア・ベナー（著），井部俊子（訳）（2005）『ベナー看護論　新訳版　―初心者から達人へ―』医学書院，18.

パトリシア・クラントン（著），入江直子・三輪建二（監訳）（2004）『おとなの学びを創る　―専門職の省察的実践をめざして』鳳書房.

ジョン・デューイ（著），松野安男（訳）（1975）『民主主義と教育（上）』岩波文庫，222，230.

ジョン・デューイ（著），松野安男（訳）（1975）『民主主義と教育（上）』岩波文庫，261.

藤井千春（2010）『ジョン・デューイの経験主義哲学における思考論　―知性的な思考の構造的解明―』早稲田大学学術叢書５，73.

藤井さおり，田村由美（2008）わが国におけるリフレクション研究の動向『看護研究』41-3.

藤岡完治（1995）授業者の『私的言語』による授業分析　―カード構造化法の適用，水越敏行・梶田叡一編『授業研究の新しい展望』明治図書.

藤岡完治（2000）『関わることへの意志　教育の根源』国土社，148-149.

藤岡信勝（1986）ストップモーション方式による授業研究の方法，学事出版.

舟島なをみ，中山登志子（2010）看護教育学における新人看護師教育に関わる研究成果の蓄積と活用『看護教育学研究』19-1，1-10.

Goodman（1984）Reflection and teacher education: a case study and theoretical analysis『Interchange』15-3, 9-26.

池川清子（1991）『看護　生きられる世界の実践知』ゆみる出版，16.
稲垣忠彦（1986）『授業を変えるために—カンファレンスのすすめ』国土社.
保健師助産師看護師法　http://law.e-gov.go.jp/htmldata/S23/S23HO203.html
保健師助産師看護師法および看護師等の人材確保の促進に関する法律の改正（2009，7月）
橋本鉱市（2009）『専門職養成の日本的構造』玉川大学出版部，11.
東めぐみ（2009）『看護リフレクション入門』ライフサポート社.
早川操（1994）『デューイの探究教育哲学　—相互成長をめざす人間形成論再考—』名古屋大学出版会，221.
平尾真知子（2003）『4　日本における看護教育の歴史的変遷，看護教育講座1，看護教育の原理と歴史』小山真理子編，医学書院，69.
広岡亮蔵編（1977）『授業研究大事典』明治図書，173. 教授と学習指導と授業の項
葛西敦子，大坪正一（2005）看護職の専門職性を構成する概念『弘前大学教育学部紀要』93，90.
唐澤由美子他（2008）就職後1ヵ月と3ヵ月に新人看護者が感じる職務上の困難と欲しい支援『長野県看護大学紀要』3(10)，79-87.
神原裕子他（2008）国内外における看護実践能力に関する研究の動向—看護基礎教育における看護実践能力育成との関連—『目白大学健康科学研究』1，149-158.
厚生労働省（2003）『看護基礎教育における技術教育のあり方に関する検討会報告書』http://www.mhlw.go.jp/shingi/2003/03/s0317-4.html
厚生労働省（1995）『インフォームド・コンセントのあり方に関する検討会報告書』http://www.umin.ac.jp/inf-consent.htm
厚生労働省（2010）『政策レポート　平成22年4月から新人看護職員研修が努力義務となります』http://www.mhlw.go.jp/seisaku/2010/01/04.html
厚生労働省（2011）『新人看護職員研修ガイドライン』http://www.mhlw.go.jp/shingi/2009/12/dl/s1225-24a.pdf
F・コルトハーヘン（著），武田信子（監訳）（2010）『教師教育学　理論と実践をつなぐリアリスティック・アプローチ』学文社.
久留島美紀子（2004）新人看護師が先輩看護師から受けた効果的な支援『人間看護学研究』滋賀県立大学，1，39-42.
Lee, H-J（2005）Understanding and assessing preservice teachers' reflective thinking『Teaching and Teacher Education』21, 703.
澤本和子，お茶の水国語研究会（1996）『わかる楽しい説明文授業の創造　—授業リ

フレクション研究のススメ』東洋館出版社，149.

鈴木文香（2011）臨床における新人看護師と先輩看護師の思いとズレ　―2005～2010年の文献レビューから―『神奈川県立保健福祉大学実践教育センター教員・教育担当者養成課程看護コース看護教育研究集録』36，170-177.

杉森みど里（1999）『看護教育学　3版』医学書院，84.

椙山委都子（2013）『看護における実践と研究　看護科学研究学会の省察的実践』鳳書房.

ドナルド．A．ショーン（著），柳沢昌一・三輪建二（監訳）（2007）『省察的実践とは何か　プロフェッショナルの行為と思考，1・2章』鳳書房，3-75，

ドナルド・ショーン（著），佐藤学・秋田喜代美（訳）（2001）『専門家の知恵　反省的実践家は行為しながら考える』ゆみる出版.

松谷美和子他（2010）看護実践能力：概念，構造，および評価，『聖路加看護学会誌』14-2，18-28.

丸田通子，立石和子（2009）新人看護師と指導者間の看護師像のギャップ―効果的な指導を目指して―『日本看護学会論文集 看護教育』39，51-53.

三井さよ（2004）『ケアの社会学』勁草書房，53-54.

文部科学省（2011）『大学における看護系人材養成の在り方に関する検討会 最終報告』http://www.mext.go.jp/b_menu/shingi/chousa/koutou/40/toushin/__icsFiles/afieldfile/2011/03/11/1302921_1_1.pdf

文部科学省（2008）『「学士課程教育の構築に向けて」中央教育審議会答申』http://www.mext.go.jp/b_menu/shingi/chukyo/chukyo0/toushin/1217067.htm

中村雄二郎（1992）『臨床の知とは何か』岩波書店，69-71.

中田康夫，田村由美ほか（2004）基礎看護実習におけるリフレクティブジャーナル上での教師と学生の対話『神戸大学医学部保健学科紀要』20，77-83.

永田文枝他（2008）看護基礎教育の充足状況に関する意識調査　新卒看護師，プリセプターナース及びプリセプターナース支援者の比較から『日本看護学会論文集：看護管理』38，333-335.

中山由美（2011）新人看護師が期待する指導者からの支援：救命救急領域に勤める新人看護師のインタビューを通して『大阪府立大学看護学紀要』17(1)，55-64.

日本看護協会（2007）『看護にかかわる主要な用語の解説　―概念的定義・歴史的変遷・社会的文脈―』日本看護協会，12.

日本看護系大学協議会（2012）『看護系大学の教育等に関するデータベース報告書(2011年度状況調査結果)』2.

日本看護協会『資格認定制度，認定看護師・専門看護師・認定看護管理者』http://nintei.nurse.or.jp/nursing/qualification/cn　日本看護協会は，特別の教育課程で学び認定試験に合格した看護師に，「認定看護師（21分野）」と「専門看護師(11分野)」の認定している。

日本看護協会『看護職の役割拡大の推進，特定行為に関わる看護師の研修制度の法制化に向けて』http://www2.inbox.com/search/resultsc.aspx?q=%E7%89%B9%E5%AE%9A%E7%9C%8B%E8%AD%B7%E5%B8%AB&tbid=80566&aff=2104&tp=pts&iwk=262<=3 「特定看護師」という一部の医行為を，特定の条件で行うことが可能な看護師の資格認定の準備を進めた。

日本看護協会（2012）『継続教育の基準 ver. 2』8. http://www.nurse.or.jp/nursing/education/keizoku/pdf/keizoku-ver2.pdf

ジル・ニコルス（著），渡邊洋子・吉田正純（監訳）（2011）『第12章　メンタリング―「教える」わざ・「学ぶ」わざ，ピータージャビス編著，生涯学習支援の理論と実践「教えることの現在」』明石書店，256-257.

日本教育工学会編（2000）『教育工学事典，OJT，OffJT の項』実教出版，18.

小田みどり（2010）入職後10カ月までの看護技術習得に影響を与える新人看護師の認識，『神奈川県立保健福祉大学実践教育センター教員養成課程看護教員養成コース看護教育研究集録』35，92-97.

奥野信行（2009）新卒看護師の看護実践プロセスにおけるリフレクション　―臨床経験６ヶ月までの思考様式についてー『日本看護学会論文集，看護教育』40，345-347.

小澤知子（2012）教育担当者の OJT における教育的支援について　―新人看護師の点滴静脈内注射技術指導場面をとおして―『第42回日本看護学会論文集：看護管理』115-118.

サラ・バーンズ，クリス・バルマン（著），田村由美他（監訳）（2005）『看護における反省的実践　専門的プラクティショナーの成長』ゆみる出版.

高瀬敏子他（2011）精神科救急において新人看護師が抱く戸惑い　効果的な指導のあり方『日本精神科看護学会誌』54(2)，106-110.

高野真由美他（2012）社会人経験を有する新人看護師の就労継続に関連する要因　就労６ヵ月の困難感と取り組み『川崎市立看護短期大学紀要』17(1)，19-27.

高橋佳苗（2009）新人看護師の臨床実践能力の向上に向けて―自己成長過程から教育支援を考える―『日本看護学会論文集 看護教育 』39，148-150.

千田寛子他（2012）手術室新人看護師が抱く困難と対処法『Kitakanto Med J』３，

277-286.
M・E　リッチモンド他（著），田代不二男（編訳）（1974）『アメリカ社会福祉の発達』誠信書房，68.
山田礼子（1998）『アメリカの専門職養成　プロフェッショナルスクール』玉川大学出版部，27.
柳井田恭子他（2010）新人看護師支援の秘訣とその構造　新人看護師支援者の実践から看護を可視化する『日本看護学会論文集：看護教育』40，66-68.
柳澤美香（2010）急性期病棟における中堅看護師の新人看護師に対する助言・指導の構造『日本赤十字看護学会誌』11(1)，9-17.
吉崎静夫（2012）『授業研究と教育工学』教育工学選書 6，日本教育工学会監修，水越敏行・吉崎静夫・木原俊行・田口真奈，ミネルヴァ書房，i.
吉崎静夫（1995）授業における子どもの内面過程の把握と授業改善，水越敏行・梶田叡一編『授業研究の新しい展望』明治図書.

Ⅱ章

パトリシア・ベナー（著），井部俊子（監訳）（2005）『ベナー看護論　新訳版』医学書院
ジョン．デューイ（著），松野安（訳）（1975）『民主主義と教育』上　岩波文庫
福井トシ子（2009）新卒看護師の基本的看護技術習得状況に関する実態調査『看護管理』19(4)，245-261.
藤岡完治（2000）『関わることへの意志』国土社.
ジェイムズ・ホルスタイン，ジェイバー・グブリアム（著），山田富秋他（訳）（2004）『アクティブ・インタビュー　相互行為としての社会調査』せりか書房.
早川操（1994）『デューイの探究教育学　相互成長をめざす人間形成論再考』名古屋大学出版会.
生田久美子（1987）認知科学選書14『「わざ」から知る』東京大学出版会，131.
厚生労働省（2010）『新人看護職員研修について』http://www.mhlw.go.jp/bunya/iryou/oshirase/100210.html
厚生労働省（2009）『新人看護職員研修の現状について』http://www.mhlw.go.jp/shingi/2009/04/dl/s0430-7b.pdf
厚生労働省（2007）『看護基礎教育の充実に関する検討会報告書』http://www.mhlw.go.jp/shingi/2007/04/dl/s0420-13.pdf
厚生労働省（2004）『新人看護職員の臨床実践能力の向上に関する検討会報告書』

http://www.mhlw.go.jp/shingi/2004/03/s0310-6.html
神原裕子ほか（2008）国内外における看護実践能力に関する研究の動向　―看護基礎教育における看護実践能力育成との関連―『目白大学健康科学研究』1，149-158.
松尾陸（2006）『経験からの学習　プロフェッショナルへの成長プロセス』同文館出版.
松尾陸ほか（2008）看護師の経験学習プロセス：内容分析による実証研究『札幌医科大学保健医療学部紀要』11，11-19.
シャラン・メリアム（著），堀薫夫・久保真人・成島美弥（訳）（2004）『質的調査法入門　教育における調査法とケーススタディ』ミネルヴァ書房.
中野康子，張替直美，小林敏生（2004）新卒看護師の臨床実践能力向上に影響する要因と取り組みに関する縦断的研究『山口県立大学看護学部紀要』8，99-107.
中村雄二郎（1992）『臨床の知とは何か』岩波新書，69-71.
奥野信行（2010）新卒看護師は看護実践プロセスにおいてどのように行為し，考えるのか臨床現場のエスノグラフィーから『園田学園女子大学論文集』44，55-75.
マイケル・ポランニー（著），佐藤敬三（訳）（1980）『暗黙知の次元　言語から非言語へ』紀伊國屋書店.
澤本和子・お茶の水国語研究会編（1996）『わかる・楽しい説明文授業の創造　授業リフレクション研究のススメ』東洋館出版社.
Schön, D.（1983）『The Reflective Practitioner How Professionals Think in Action』Basic Books.
田村由美，津田紀子（2008）リフレクションとは何か　その基本的概念と看護・看護研究における意義『看護研究』41-3，171-196.
安酸史子，藤岡完治ほか（1996）『学生とともに創る　臨床実習指導ワークブック』医学書院.

Ⅲ章

スー・アトキンス（著），田村由美・中田康夫・津田紀子（監訳）（2005）リフレクティブな実践に欠かせない基礎的スキルの開発，Sarah, B. Chris, B. 編『看護における反省的実践　専門的プラクティショナーの成長』ゆみる出版，50.
勝原裕美子，ウイリアム彰子，尾形真実哉（2005）新人看護師のリアリティ・ショックの実態と類型化の試み　―看護学生から看護師への移行プロセスにおける二時点調査から―『日本看護管理学会誌』9-1，30-37.

ジョン・デューイ（著），松野安男（訳）（1975）『民主主義と教育』（上），岩波文庫，223.
東めぐみ（2009）『看護リフレクション入門　経験から学び新たな看護を創造する』ライフサポート社.
クラウス・クリッペンドルフ（著），三上俊治・椎野信雄・橋元良明（訳）（1989）『メッセージ分析の技法「内容分析」への招待』勁草書房，81.
厚生労働省（2010）『新人看護職員研修ガイドライン http://www.mhlw.go.jp/shingi/2009/12/s1225-24.html
永井則子（2009）『プリセプターシップの理解と実践　新人ナースの教育法』3rd e 日本看護協会出版会.
日本看護協会：日本看護協会調査報告書，20，2007，http://www.nurse.or.jp/home/publication/seisaku/pdf/78.pdf
日本看護協会（2006）『平成18年度看護師臨床研修必修化推進検討委員会報告』４. http://www.nurse.or.jp/home/publication/pdf/2007/rinshou-18.pdf
日本看護協会（2006）『日本看護協会調査研究報告』76，9，2006，http://www.nurse.or.jp/home/publication/seisaku/pdf/76.pdf
日本看護協会（2009）『新人看護職員臨床研修における研修責任者・教育担当者育成のための研修ガイド』http://www.nurse.or.jp/nursing/education/shinjin/pdf/sekininsha.pdf
澤本和子（2012）『授業リフレクションを用いた教育実践研究　教育工学選書５　教育工学における教育実践研究』教育工学会監修　西之園晴夫・生田孝至・小柳和喜雄編著，ミネルヴァ書房，35.
澤本和子，お茶の水国語研究会（1996）わかる・楽しい説明文授業の創造．東洋館出版社，149-150.
田村由美，津山紀子（2008）リフレクションとは何か　その基本的概念と看護・看護研究における意義『看護研究』41(3)，171-181.
田村由美（2008）看護基礎教育におけるリフレクションの実践　神戸大学医学部保健学科の試みから『看護研究』41(3)，197-208.
谷塚光典，安達仁美，伏木久始，他（2011）教員養成初期段階の学生の「目指す教師像」のテキストマイニング分析の試み『日本教育工学会研究報告集』JSET11-1，53-58.
上野栄一（2008）内容分析とは何か　内容分析の歴史と方法について―，『福井大学医学部研究雑誌』９（１・２），15.

Ⅳ章

赤堀侃司（1989）教授・学習行動のパターン分析『日本教育工学雑誌』13(4)，139.
福井トシ子（2009）新卒看護師の基本的看護技術習得状況に関する実態調査『看護管理』19-4，254.
藤岡完治（2000）『関わることへの意志　教育根源』国土社，115.
早川操（1994）『デューイの探究教育哲学　—相互成長をめざす人間形成論再考—』名古屋大学出版会，221.
ウイリアム・S・ハウエル（著），久米昭元（訳）（1992）『感性のコミュニケーション　—対人融和のダイナミズムを探る—』大修館書店，20.
上泉和子（2010）『新人看護職員研修のあり方に関する研究』2009年度厚生労働科学研究補助金（特別研究），34.
唐澤由美子ほか（2008）就職後１ヵ月と３ヵ月に新人看護者が感じる職務上の困難と欲しい支援『長野県看護大学紀要』３(10)，79-87.
厚生労働省（2010）『新人看護職員研修について』http://www.mhlw.go.jp/bunya/iryou/oshirase/100210.html
厚生労働省（2014）『新人看護職員研修ガイドライン　改定版』http://www.mhlw.go.jp/stf/shingi/0000037502.html
ジーン・レイヴ，エティエンヌ・ウェンガー（著），佐伯胖・福島真人（訳）（1993）『状況に埋め込まれた学習　—正統的周辺参加—』産業図書.
村松照美，渡部勇弥（2008）市町村新任保健師と熟練保健師の対話リフレクションの意味『山梨県立看護学部紀要』10，49-58.
村松賢一（2001）『対話能力を育む　話すこと・聞くことの学習　—理論と実践—』明治図書，36.
永井則子（2009）『プリセプターシップの理解と実践　新人ナースの教育法，３版』日本看護協会出版会.
西之園晴夫（1981）『教育学大全集30　授業の過程』第一法規，116-138.
ジル・ニコルス（著），渡邊洋子・吉田正純（監訳）（2011）『第12章　メンタリング—「教える」わざ・「学ぶ」わざ，ピータージャビス編著，生涯学習支援の理論と実践　教えることの現在』明石書店，265-266.
日本教育工学会編（2000）『教育工学事典，OJT，OffJT の項』実教出版，18.
日本看護協会：看護実践情報，看護政策「７対１入院基本料」の創設，患者７名に対して１名の看護師を配置する基準．http://www.nurse.or.jp/nursing/practice/

seisaku/index.html
奥野信行（2010）新卒看護師は看護実践プロセスにおいてどのように行為しつつ考えているか　―臨床現場におけるエスノグラフィーから―『園田学園女子大学論文集』44，68.
小澤知子（2012）教育担当者のOJTにおける教育的支援について　―新人看護師の点滴静脈内注射技術指導場面をとおして―『第42回日本看護学会論文集（看護管理）』115-118.
佐伯胖監修・渡部信一編（2010）『「学び」の認知科学事典』大修館書店，203.
澤本和子，お茶の水国語研究会（1996）『わかる・楽しい説明文授業の創造　授業リフレクション研究のススメ』東洋館出版社，151-152.
ドナルド・A・ショーン（著），柳沢昌一・三輪建二（監訳）（2007）『省察的実践とは何か　プロフェッショナルの行為と思考』鳳書房，3-75.
柳澤美香（2010）急性期病棟における中堅看護師の新人看護師に対する助言・指導の構造『日本赤十字看護学会誌』11(1)，9-17.
柳井田恭子他（2010）新人看護師支援の秘訣とその構造　新人看護師支援者の実践から看護を可視化する『日本看護学会論文集：看護教育』40，66-68.
吉富美佐江・舟島なをみ（2006）プリセプターと新人看護師の相互行為に関する研究，『看護学教育研究』15(2)，12-13.

V章

唐澤由美子ほか（2008）就職後1ヵ月と3ヵ月に新人看護者が感じる職務上の困難と欲しい支援『長野県看護大学紀要』3(10)，79-87.
丸田通子，立石和子（2009）新人看護師と指導者間の看護師像のギャップ―効果的な指導を目指して―『日本看護学会論文集 看護教育』39，51-53.
シャラン・メリアム（著），堀薫夫他（訳）（2004）：質的調査法入門　教育における調査法とケーススタディ，ミネルヴァ書房，276.
中村雄二郎（1984）『術語集　―気になることば―』岩波新書，172.
鈴木文香（2011）臨床における新人看護師と先輩看護師の思いとズレ　―2005～2010年の文献レビューから―『神奈川県立保健福祉大学実践教育センター教員・教育担当者養成課程看護コース看護教育研究集録』36，170-177.
ドナルド・A・ショーン（著），柳沢昌一・三輪建二（監訳）（2007）『省察的実践とは何か　プロフェッショナルの行為と思考』鳳書房，64.
ウイリアム・S・パウエル，久米昭元（著），久米昭元（訳）（1992）『感性のコミュ

ニケーション　―対人融和のダイナミズムを探る』大修館書店.

VI章

パトリシア・ベナー（著），井部俊子（訳）（2005）『ベナー　看護論　新訳版　初心者から達人へ』医学書院，18.
福井トシ子（2009）新卒看護師の基本的看護技術習得状況に関する実態調査『看護管理』19-4，254.
保健師助産師看護師法および看護師等の人材確保の促進に関する法律の改正（2009，７月）
生田久美子（1987）認知科学選書14『「わざ」から知る』東京大学出版会，131.
厚生労働省（2007）『看護基礎教育の充実に関する検討会報告書』厚生労働省医政局看護課，http://www.mhlw.go.jp/shingi/2007/04/s0420-13.html
厚生労働省（2011）『新人看護職員研修ガイドライン』http://www.mhlw.go.jp/bunya/iryou/oshirase/dl/130308-1.pdf
中村雄二郎（1992）『臨床の知とは何か』岩波新書，69-71.
日本看護協会（2012）『継続教育の基準　Ver.２』http://www.nurse.or.jp/nursing/education/keizoku/pdf/keizoku-ver2.pdf
澤本和子（2012）『授業リフレクションを用いた教育実践研究　教育工学選書５　教育工学における教育実践研究』教育工学会監修　西之園晴夫・生田孝至・小柳和喜雄編著，35.
ドナルド・A・ショーン（著），柳沢昌一・三輪建二（監訳）（2007）『省察的実践とは何か　プロフェッショナルの行為と思考』鳳書房，50-62.

参考文献

浅田　匡・生田孝至・藤岡完治編著（1998）『成長する教師　教師学への誘い』金子書房.
小山和子（2012）鳥取赤十字病院看護部におけるリフレクションの取り組みとその成果『看護実践の科学』37-8，6-17.
藤井さおり，田村由美（2008）わが国におけるリフレクション研究の動向『看護研究』41-3.
林なおみ（2002）対話リフレクションにおける対話者のメンター的機能の研究『日本教育工学会大会講演論文集』51-54.
東めぐみ（2011）リフレクションを組み込んだ『経験からの学び』をリレーションす

る仕組みづくり『看護管理』21-5，371-375.
生田久美子，北村勝朗（2011）『わざ言語　感覚の共有を通しての「学び」へ』慶應義塾大学出版会.
北浦暁子，渋谷美香（2006）『プリセプターシップを変える　新人看護師への学習サポート』医学書院.
海保博之，原田悦子（1993）『プロトコル分析入門　発話データから何を読むか』新曜社.
森下孟，新村正明（2011）大学間遠隔講義システムを活用した複数の授業担当教員らによる遠隔授業実施の評価『日本教育工学会論文誌』35，65-68.
米沢崇（2011）初任者への指導，支援に対する学校長の意識　テキストマイニング分析を通じて『奈良教育大学紀要』60-(1).
中澤潤，大野木裕明，南博文（1997）『心理学マニュアル　観察法』北大路書房.
西之園晴夫，宮寺晃（2004）『教育の方法と技術』ミネルヴァ書房.
佐野享子（2005）職業人を対象としたケース・メソッド授業における学習過程の理念モデル　―D．コルブの経験学習論を手がかりとして―『筑波大学教育学系論集』29，39-51.
澤本和子（2009）看護教員が育むべき資質『看護展望』34-9，9-13.
ウヴェ・フリック（著），小田博志（監訳）（2011）『質的研究入門　＜人間の科学＞のための方法論』春秋社.

略　歴

神原裕子（かんばら　ゆうこ）

弘前大学教育学部特別教科（看護）教員養成課程卒
虎の門病院に看護師として勤務後，愛知県立看護短期大学，
横浜市病院協会看護専門学校，目白大学看護学部看護学科を経て，
現在，東京有明医療大学看護学部看護学科教授（基礎看護学）。
教育学博士（日本女子大学大学院人間社会研究科教育学専攻）

新人看護師のリフレクションを支援する指導に関する研究

2018年5月15日　初版第1刷発行

著者　神原裕子
発行者　風間敬子
発行所　株式会社　風間書房
〒101-0051　東京都千代田区神田神保町1-34
電話 03(3291)5729　FAX 03(3291)5757
振替 00110-5-1853

印刷　藤原印刷　製本　井上製本所

NDC 分類：492.9
ISBN978-4-7599-2224-0　Printed in Japan